Schaaf/Nelting

**Wenn Geräusche
zur Qual werden**

Dr. med. Helmut Schaaf
Manfred Nelting

Wenn Geräusche zur Qual werden

Geräuschüberempfindlichkeit

- richtig erkennen
- erfolgreich behandeln
- selbst aktiv werden

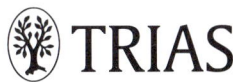

Bibliografische Information Der Deutschen Bibliothek
Die Deutsche Bibliothek verzeichnet diese Publikation in der Deutschen Nationalbibliografie; detaillierte bibliografische Daten sind im Internet über http://dnb.ddb.de abrufbar.

Leserservice:

Wenn Sie Fragen oder Anregungen zu diesem Buch haben, schreiben Sie uns:
TRIAS Verlag
Postfach 30 05 04
70445 Stuttgart

Oder besuchen Sie uns im Internet unter:
www.trias-gesundheit.de

Programmplanung:
Sibylle Duelli

Lektorat: Sibylle Duelli, Karl Quadt

Umschlaggestaltung:
Cyclus · Visuelle Kommunikation, Stuttgart

Umschlagfoto:
vorn: Mauritius, hinten: Corbis

Textzeichnungen:
Christiane von Solodkoff: Abb. 1, 2, 4, 5, 6 a, 7, 9, 12–22; Friedrich Hartmann: Abb. 3; Christian Born: Abb. 11
Fotos: Elke Nelting; Foto privat: Abb. 23 a/b; Abb. 6 b aus: Zenner: Hören. Georg Thieme Verlag 1994; Abb. 10 aus: Nelting (Hrsg.): Hyperakusis. Georg Thieme Verlag 2003.

Wichtiger Hinweis:
Wie jede Wissenschaft ist die Medizin ständigen Entwicklungen unterworfen. Forschung und klinische Erfahrung erweitern unsere Erkenntnisse, insbesondere was Behandlung und medikamentöse Therapie anbelangt. So weit in diesem Werk eine Dosierung oder eine Applikation erwähnt wird, darf der Leser zwar darauf vertrauen, dass Autoren, Herausgeber und Verlag große Sorgfalt darauf verwandt haben, dass diese Angabe **dem Wissensstand bei Fertigstellung des Werkes** entspricht.
Für Angaben über Dosierungsanweisungen und Applikationsformen kann vom Verlag jedoch keine Gewähr übernommen werden. **Jeder Benutzer ist angehalten,** durch sorgfältige Prüfung der Beipackzettel der verwendeten Präparate und gegebenenfalls nach Konsultation eines Spezialisten festzustellen, ob die dort gegebene Empfehlung für Dosierungen oder die Beachtung von Kontraindikationen gegenüber der Angabe in diesem Buch abweicht. Eine solche Prüfung ist besonders wichtig bei selten verwendeten Präparaten oder solchen, die neu auf den Markt gebracht worden sind. **Jede Dosierung oder Applikation erfolgt auf eigene Gefahr des Benutzers.** Autoren und Verlag appellieren an jeden Benutzer, ihm etwa auffallende Ungenauigkeiten dem Verlag mitzuteilen.

Gedruckt auf chlorfrei gebleichtem Papier

© 2003 TRIAS Verlag in MVS
Medizinverlage Stuttgart GmbH & Co. KG
Printed in Germany
Satz: Fotosatz H. Buck, Kumhausen
Druck: Westermann Druck Zwickau GmbH, Zwickau

ISBN 3-8304-3091-4   1 2 3 4 5 6

● **Vorwort**   9

● **Was ist eine Geräuschüberempfindlichkeit?**   10

Geräuschüberempflindlichkeit – ein neues Symptom unserer
schnelllebigen Zeit   11

Woran erkannt man Geräuschüberempfindlichkeit?   12

　● Medizinische und psychologische Merkmale   12

Entstehung und Verlauf   12

Geräuschüberempfindlichkeit hat viele Ursachen   15

　● Geräuschüberempfindlichkeit als Ausdruck von Angst   15

　● Fallbeispiel: Grenzenlos entnervt   16

　● Zu viel des Guten kann auch zu viel sein: Stress   18

　● Die Flucht vor Geräuschen: die »Phonophobie«   19

　● Schwerhörig und geräuschempfindlich:
　　der fehlende Lautheitsausgleich bei Schwerhörigkeit   20

　● Das Modell der Geräuschüberempfindlichkeit   21

● **Grundlagen der Geräuschüberempfindlichkeit**   22

Laut(stärke) ist nicht gleich Laut(heit)   23

Wie funktioniert das normale Hören?   25

　● Der Weg des Schalls   25

Die Hörwirklichkeit ist individuell   30

　● Wichtiger als das Geräusch: der betroffene Mensch!   31

● **Wann und wo kann Geräuschüberempfindlichkeit
auftreten?**   32

Eine Suche entlang der Hörebenen und Krankheitsbilder
von den Ohrmuscheln zum Hörzentrum   33

Im Außenohr   33

Im Mittelohr   33

• Otosklerose (Gehörknöchelchenverkalkung) — 34

• Lähmung des Gesichtsnerven (Nervus facialis) — 35

Im Innenohr — 38

• Lärmschäden — 38

• Hörsturz — 39

• Stau der Flüssigkeit im Gehörschlauch
(Endolymphgeschehen) — 40

• Morbus Menière — 41

• Medikamenten-Nebenwirkungen — 42

Zusammenfassung — 43

• Hörgeräte bei Schwerhörigkeit — 44

• Extra: Geräuschempfindlichkeit und Tinnitus — 45

• Eine Wurzel – zwei unterschiedliche Erkrankungen — 45

• Wie kommt es zum Leiden am Tinnitus?
Das ABC der Hörwahrnehmung — 46

Im Zentrum der Hörverarbeitung — 48

• Zentrale Formen — 48

• Multiple Sklerose — 48

• Migräne — 49

• Epilepsie — 50

• Bei zentral wirksamen Medikamenten — 51

• Angst- und Depressions-Erkrankungen — 52

• Wenn die Seele überquillt: Psychosen — 52

• Ein weiterer Krankheitsverlauf — 53

Fallbeispiel: Tigerkralle & Drosselbart — 54

● **Der Weg durch die Diagnostik** — 57

Ein Geräuschüberempfindlichkeits-Fragebogen
mit Anleitung für Patienten — 58

Anlaufstelle Hausarzt — 60

• Zuhören und Fragen: die Krankengeschichte — 60

Die Hals-Nasen-Ohrenärztliche Untersuchung   61

  ◦ Hörtest (Audiogramm)   61

  ◦ Luftleitung   61

  ◦ Knochenleitung   63

  ◦ Das Sprachaudiogramm   64

  ◦ Die Unbehaglichkeitsschwelle   67

  ◦ Otoakustische Emissionen   67

  ◦ BERA (Brain evoket Response Audiometrie)   68

  ◦ Vestibularisprüfungen – kalorische (thermische) Prüfung   69

  ◦ Bildgebende Verfahren   69

  ◦ Manualtherapeutische Untersuchung   70

  ◦ Neurologische Untersuchung, EEG   70

Psychologische Diagnosemöglichkeiten   71

  ◦ Was erwartet Sie beim Psychotherapeuten?   71

● Aktiv gegen die Geräuschüberempfindlichkeit   73

Therapeutische Ansätze bei Geräuschüberempfindlichkeit   74

Das können Sie selbst tun!   74

  ◦ Umweltgeräusche nutzen   74

  ◦ Musik- und Klangtherapie   76

Angeleitete Hörtherapie: 10 (angeleitete) Schritte
zur Verbesserung der Hörwahrnehmung   77

  ◦ 1. Konzentrieren Sie sich auf das Hören   77

  ◦ 2. Mit geschlossenen Augen hören und wahrnehmen   77

  ◦ 3. Hören Sie ein Musikstück, das Sie besonders gern
    mögen, mit geschlossenen Augen   78

  ◦ 4. Die Aufmerksamkeit steuern (fokussieren)   78

  ◦ 5. Training des Richtungshörens   79

  ◦ 6. Hörbar auseinandersetzen   79

  ◦ 7. Tonhöhen unterscheiden lernen   80

● 8. Übung der Lautheitsempfindung · 80

● 9. Die Wasser-Übung · 81

● 10. Meine eigene Übung · 81

Hörhilfen: Rauschgeneratoren · 81

Entspannungsverfahren · 84

● Das Autogene Training (AT) · 84

● Die Progressive Muskelrelaxation nach Jacobson (PMR) · 85

Bewegungsverfahren · 86

● Feldenkrais-Methode · 86

● Tai Chi · 87

Alternative Ansätze · 90

● Regulation oder Magie · 91

● Homöopathie · 92

● Akupunktur · 94

Psychotherapeutische Unterstützung · 94

● Professionell helfen lassen · 94

● Die verschiedenen Psychotherapie-Richtungen · 96

● Wichtige Elemente aller psychotherapeutischen Verfahren · 99

● Psychopharmaka – Krücke und Problem · 99

● Die stationäre Therapie · 100

● Chancen eröffnen und offen halten · 101

● **Anhang** · 102

Literatur · 102

Adressen · 103

● Selbsthilfeorganisationen · 103

● **Sachverzeichnis** · 104

Vorwort

Wenn Sie überempfindlich gegen – für andere möglicherweise »normale« – Geräusche sind, könnten auch Sie von einer Geräuschüberempfindlichkeit, medizinisch Hyperakusis, betroffen sein. Damit sind Sie nicht alleine – immer mehr Menschen leiden unter einer verschärften Geräuschwahrnehmung. Für die Zunahme der Geräuschüberempfindlichkeit ist wohl die rasante industrielle und technische Entwicklung der letzten 50 Jahre mitverantwortlich. Doch das (Miss-) Empfinden und die damit verbundenen Einschränkungen sind mit der jeweils ganz persönlichen Lebensgeschichte verknüpft.

Dieses Buch klärt Sie ausführlich über die Entstehung und die Behandlungsmöglichkeiten bei Geräuschüberempfindlichkeit auf. Denn um wieder den Weg ins – vielleicht ein wenig zu verändernde – Leben zurückzufinden, sind für Betroffene nachvollziehbare und verständliche Informationen grundlegend. Erst dann können Sie mit Ihrem Arzt abwägen, was kurzfristig und langfristig zu verändern ist, und wodurch die Situation verbessert werden kann. Häufig ist eine dauernde positive Verstärkung und Ermutigung notwendig, um eine »Abkehr von der Stille« zu trainieren. Das konkrete Selbsthilfe-Training, das in diesem Buch angeboten wird, kann durch das Einbeziehen von Umweltgeräuschen oder durch Rauschgeneratoren unterstützt werden.

Dabei soll dieses Buch helfen. Auch wenn es eine ärztliche Untersuchung und Beratung nicht ersetzen kann, wünschen wir Ihnen, dass es Ihnen bei folgenden Schritten hilft:

- möglichst viel schon selbst zu erkennen (dazu finden Sie in diesem Buch erstmals einen auf Betroffene zugeschnittenen Fragebogen),
- zu verstehen
- und – in Absprache mit dem Arzt (Behandler) – Lösungen zu finden.

Wir hoffen, dass Sie mithilfe des Buches wieder in die Lage versetzt werden, mit offenen Ohren durchs Leben zu gehen.

Dr. Helmut Schaaf
Manfred Nelting

Arolsen, Dezember 2002

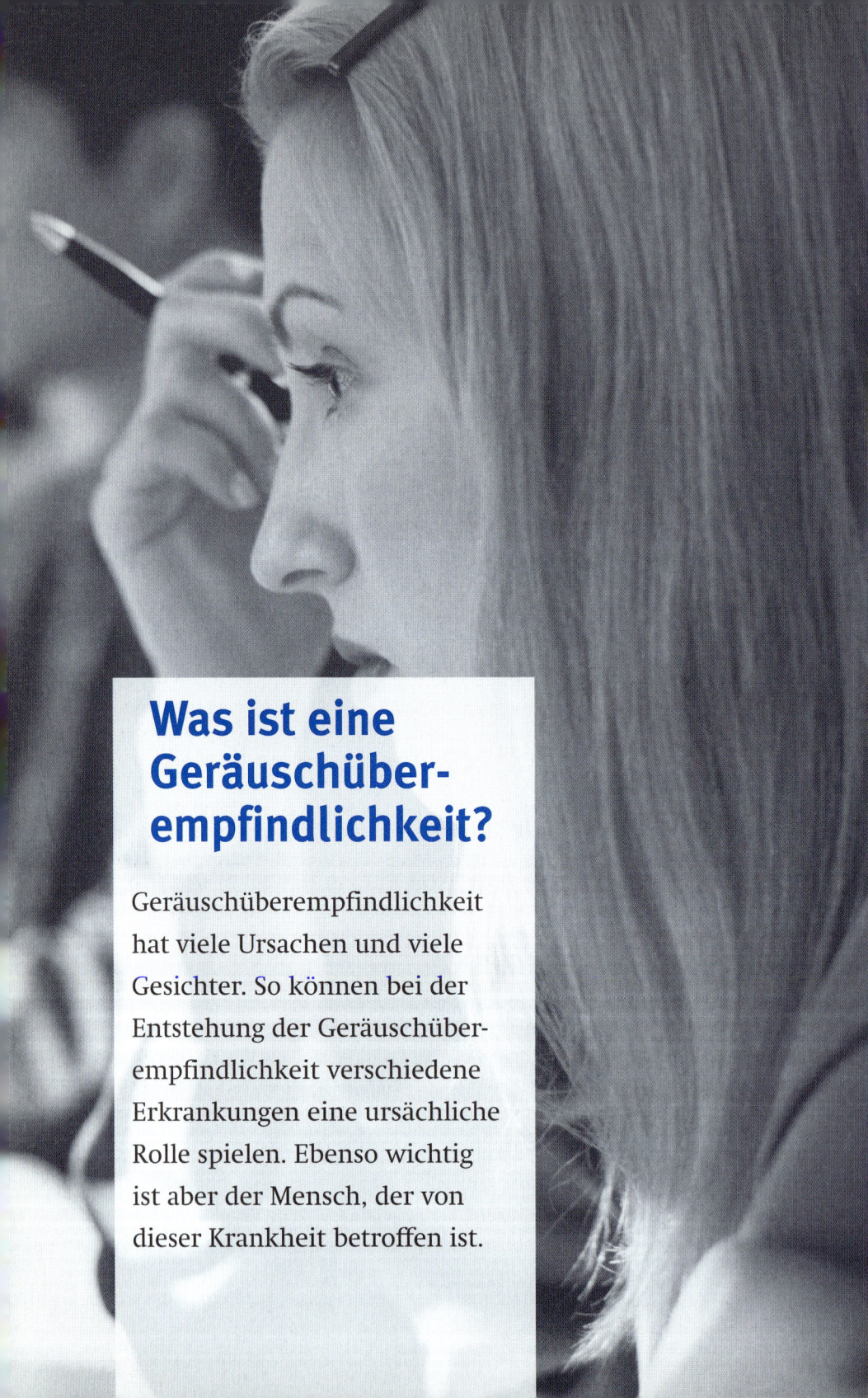

Was ist eine Geräuschüberempfindlichkeit?

Geräuschüberempfindlichkeit hat viele Ursachen und viele Gesichter. So können bei der Entstehung der Geräuschüberempfindlichkeit verschiedene Erkrankungen eine ursächliche Rolle spielen. Ebenso wichtig ist aber der Mensch, der von dieser Krankheit betroffen ist.

Geräuschüberempfindlichkeit – ein neues Symptom unserer schnelllebigen Zeit

»Entnervender Lärm«, »Krach nervt«, »Lärm ist eine wahre Folter« – diese Äußerungen signalisieren eine Überempfindlichkeit gegen Geräusche, die andere noch als »normal« empfinden. Spätestens wenn Menschen berichten, sie müssten sich »ständig die Ohren zustopfen«, sollten die Alarmglocken läuten. Dann sollte an eine Geräusch**über**empfindlichkeit gedacht werden.

Experten gehen davon aus, dass die Geräuschüberempfindlichkeit zunimmt. Auch wenn es keine wirklich zuverlässigen Zahlen gibt, müssen wir davon ausgehen, dass zur Zeit etwa 500.000 Menschen in Deutschland unter behandlungsbedürftiger Geräuschüberempfindlichkeit leiden. In den letzten Jahrzehnten ist eine allgemeine, wie wir finden, entscheidende Komponente hinzugekommen, die sich auf die Entstehung wie auf die Verarbeitung der Erkrankung auswirkt. Dies ist die – von den meisten gewollte – rasante industrielle und technische Entwicklung der letzten Jahre. Sie hat nicht nur eine Verbesserung der Lebensbedingungen und Wohlstand für viele gebracht, sondern auch eine deutliche Mehrbelastung für den menschlichen Organismus. Nicht nur die Lautheit im Alltag hat zugenommen, sondern auch die Geschwindigkeit der Veränderung, die uns oft kaum noch »zur Besinnung« kommen lässt.

Eine Folge davon ist, dass gerade empfindliche Systeme massiv gestört werden können. Gerade unser Ohr steht als das empfindlichste von allen Sinnesorganen Umweltgeräuschen, der akustischen Belastung in Verkehr, Beruf oder Freizeit, relativ hilflos gegenüber. Die Möglichkeiten, sich gegen eine akustische Reizüberflutung abzuschirmen, sind sehr begrenzt: Das Ohr ist immer offen, auch nachts, wenn wir schlafen.

Definition Geräuschüberempfindlichkeit

Eine Geräuschüberempfindlichkeit, lat. Hyperakusis, liegt vor, wenn Menschen auf Geräusche von normaler Lautstärke überempfindlich reagieren und dies mit unangenehmen oder gar traumatischen körperlichen und seelischen Reaktionen einhergeht.

Woran erkennt man Geräuschüberempfindlichkeit?

Medizinische und psychologische Merkmale

Konkret wird eine Geräuschempfindlichkeit anhand folgender medizinischer und psychologischer Kriterien festgestellt:

▶ Es besteht eine unangenehme subjektive Überempfindlichkeit für Geräusche normaler Lautstärke (unterhalb 70–80 dB HL) über den gesamten Bereich des menschlichen Hörvermögens

▶ **und gleichzeitig** rufen lautere Geräusche, aber unterhalb der »objektiv schädigenden Schmerzschwelle (über 120 dB akut, über 85 dB über mindestens 8 Stunden), zusätzlich »reflexhafte« Reaktionen hervor. Diese können sein:

• Reaktionen im Sinne des Erschreckens mit Zu- oder Abnahme des Blutdrucks, Herzjagen, Schweißreaktion der Haut, Trockenheit des Mundes, Unruhe, Schmerzempfindung insbesondere im Kopfbereich, die häufig in den Ohrbereich lokalisiert wird,
• Zunahme der Nackenspannung mit einem Einziehen des Kopfes, wie man es bei plötzlich auftretendem überlautem Lärm als Reaktion sieht,
• Augen-, Kopf- und Körperwendung vom Reiz weg.

Wichtig ist der Grundsatz: Jemand ist geräuschüberempfindlich, wenn er dies empfindet!

In der Folge meiden Betroffene zunehmend mehr – und vor allem auch immer leisere – Geräusche. Es kann dazu kommen, dass selbst wichtige soziale Aktivitäten und die Kommunikation mit anderen Menschen eingeschränkt wird. Ohne es zu wollen, führt die (ängstliche) Vermeidung zur Verstärkung der Geräuschempfindlichkeit … und diese führt wieder dazu, dass zunehmend Geräusche vermieden werden. Ein Teufelskreislauf beginnt und vergrößert das Problem. Auslöser dafür ist die veränderte **Hör- und Wahrnehmungssituation.**

Entstehung und Verlauf

Geräuschüberempfindlichkeit kann durch viele Faktoren und Ereignisse ausgelöst werden. Es gibt vielfältige organische und auch seelische Veränderungen – etwa im Rahmen eines Hörsturzes, einer Gesichtsnervenlähmung etc. –, die zur Geräuschüberempfindlichkeit führen können. Im dritten Kapitel werden wir diese ausführlich vorstellen.

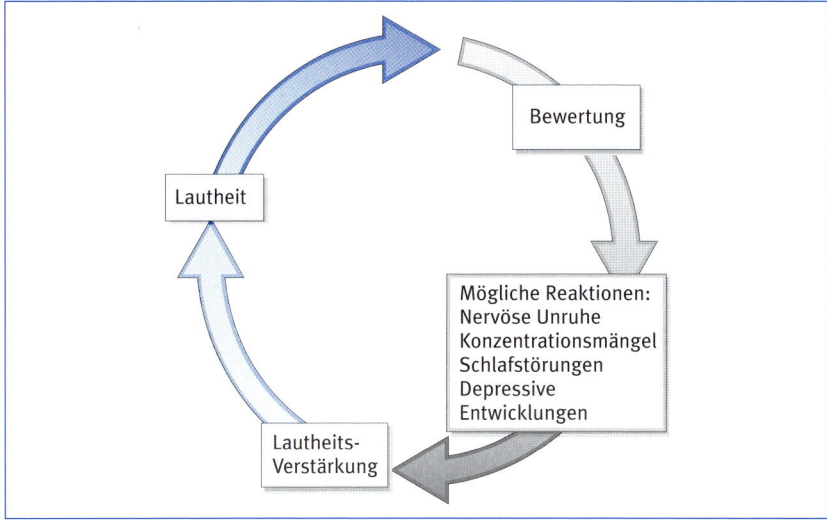

Abb. 1: Geräuschempfindlichkeit kann zur furchtsamen Vermeidung von Geräuschen führen. Wenn es der Betroffene nicht schafft, aus diesem Teufelskreis auszusteigen, kann dies zu einer weiteren Steigerung der Geräuschempfindlichkeit führen.

Für Betroffene ist wichtig zu wissen: Anders als etwa beim Tinnitus kann man sich dieser besonderen Hörsituation aber

- zumindest zum Teil und für eine gewisse Zeit entziehen,
- bei einigen Erkrankungen davon ausgehen, dass die organische und seelische Ursache wieder (»behoben«) geheilt wird,
- daran arbeiten, dass das Symptom bei entsprechender Gewöhnung und/oder mit therapeutischer Anstrengung wieder ganz verschwinden kann.

Entscheidend ist, wie Betroffene mit der veränderten Hörsituation umgehen.

Wie der einzelne Betroffene auf die Geräuschüberempfindlichkeit reagiert, hängt sehr von seinen persönlichen Möglichkeiten und seinen Erfahrungen ab.

▶ 1. Im günstigen Falle schafft er es, sich anzupassen (sog. Habituation) und gewöhnt sich an die Geräuschempfindlichkeit. Dies kann gefördert werden durch spezielle Übungen, die die immer noch vorhandenen Hör-Filter wieder in Funktion treten lassen.

▶ 2. Im ungünstigeren Fall verfällt er in eine Angriffs-, meist aber Flucht-reaktion gegenüber dem »Verursacher« der Geräusche oder deren Träger, die jedoch zunehmend vergeblicher ist.

▶ 3. Im schlimmsten Fall steigert er die Geräuschüberempfindlichkeit durch ein angstbesetztes, stressgetriebenes, zunehmend ange-strengtes Lauschen. Damit vergrößert er seine Empfänglichkeit für immer leisere Geräusche, die immer störender empfunden werden.

Entscheidend für die meist unwillkürlichen und unbewussten Hand-lungsweisen ist unsere Schaltstelle im so genannten limbischen System. Es ist das Zentrum, das unsere Emotionen und Gefühle, z.B. Angst oder Freude, Liebe und Hass steuert. Es nimmt mit ca. 150 g nur einen kleinen Anteil des 1500 g schweren Gehirns ein. Dieser kleine, aber sehr zentrale Gehirnkomplex wirkt wie ein Filter. Hier müssen alle Wahrnehmungs-Impulse wie Geruch und Geschmack, von den Haut- und Tastorganen und natürlich von den Augen und den Ohren hindurch, ehe sie gegebe-nenfalls an das Großhirn weitergegeben und bewusst werden. Dabei wird jeder Impuls in Millisekundenschnelle mit früheren Erfahrungen

• verglichen
• und ausgewertet.

Die zentralen Kategorien, nach denen Impulse eingeordnet werden, sind:

• bekannt oder unbekannt,
• positive oder negative Vorerfahrung.

Dies führt – meistens noch bevor das Bewusstsein etwas »erfährt« – zu au-tomatischen Reaktionen. Jeder kennt das vom Autofahren, wo komplexe Muster situationsabhängig meist so gut aufeinander abgestimmt sind, dass man »ohne Nachdenken« fährt …

Biologisch ist das sinnvoll. Wir würden handlungsunfähig, dächten wir über alle nötigen Muster und Handlungsabläufe jeweils nach. So sorgen unbewusste Muster schon über Millionen Jahre Evolution für unser kör-perliches und seelisches Überleben. Dieser Automatismus geht solange gut, bis sich eine veränderte Situation zum Beispiel in der Hörwahrneh-mung einstellt. Dann ist es nötig, das bewusste Denken einzuschalten.

Geräuschüberempfindlichkeit hat viele Ursachen

Die Gründe für eine Geräuschüberempfindlichkeit können vielfältig sein.

▶ Dabei finden sich einige gut beschreibbare **organische Krankheitsbilder** wie

- zunehmend(e) Hörschäden,
- eine Schädigung, Verletzung oder Ausfall des großen Gesichtsnerven (Nervus facialis),
- Vorzeichen der Migräne,
- bestimmte Epilepsieformen,
- Medikamenten-Nebenwirkungen.

▶ Es finden sich aber auch **seelische Erkrankungen**, bei denen die Geräuschüberempfindlichkeit ein wichtiges Zeichen sein kann, z.B:

- bei Angst- und Panikerkrankungen
- oder depressiven Erschöpfungsformen.

Auch kann (!) Geräuschüberempfindlichkeit ein sehr frühes Zeichen von psychotischen Erkrankungen sein.

Geräuschüberempfindlichkeit als Ausdruck von Angst

Bei seelischen Erkrankungen spielt eine »innere«, nur schwer fassbare Angst eine große Rolle. Angst ist an sich nichts Schlechtes. So ist es absolut sinnvoll, in tatsächlich gefährlichen Situationen sein Handeln noch einmal zu überdenken, also zu zögern, oder sich gar »instinktiv« auf die Flucht zu machen.

So hat der Mensch im Laufe seiner Entwicklungsgeschichte gelernt, sich neu auftretenden Geräuschen sofort und in höchster Alarmbereitschaft zuzuwenden. Für Menschen, die vor noch gar nicht allzu langer Zeit um ein Lagerfeuer saßen, war es überlebenswichtig, beim Knacken eines Astes sofort hinzuhören und gegebenenfalls aufzuspringen, anzugreifen, zu fliehen, oder wenn alles nicht mehr möglich war, sich tot zu stellen. Nur wenn etwas Bekanntes oder Vertrautes identifiziert werden konnte, durfte sofort Entspannung einkehren.

Biologisch betrachtet ist es also sinnvoll, bei Anzeichen einer äußeren Gefahr, »die Ohren zu spitzen« und selbst feinste Geräusche wahrzunehmen. Liegt dieser Reaktion aber gar keine real fassbare Gefahr zu Grunde, kann eine »allgemeine Reizbarkeit« mit für den Betroffenen schweren Folgen auftreten.

Dabei war und ist es auch heute noch wichtig, sich mit dem Neuen vertraut zu machen oder einen ungefährlichen Umgang zu finden. Wird allerdings in neuen, belastenden »Stress«-Situationen keine sinnvolle Lösung oder kein stimmiger Umgang gefunden, ist es möglich, dass sich die innere und äußere Anspannung in körperlichen (somatischen) Reaktionen ausdrückt, etwa als Geräuschüberempfindlichkeit. Welche körperlichen Reaktionen dabei auftreten, wurde bereits zu Beginn des Kapitels beschrieben.

Fallbeispiel

Grenzenlos entnervt

Eigentlich hatte alles harmlos angefangen. Zunächst wollte er sich nur von den Geräuschen im Büro, vor allem dem ständigen Telefongeklingel und den Gesprächen der Anderen nicht weiter ablenken lassen, um sich besser auf die Arbeit zu konzentrieren. Schließlich ging dem 45-Jährigen die Arbeit schon etwas länger nicht mehr »ganz so leicht« von der Hand wie früher. Deswegen hatte er um ein ruhigeres Zimmer gebeten. Weil er schon so lange in der Firma war, hatte er es auch bekommen.

Dennoch wurde es schlimmer. Morgens um 7 Uhr geht er ins Büro, um seine Unterlagen für den Tag zu holen, ehe die Anderen da sind. Abends bringt er erst alles zurück, wenn die Anderen schon weg sind. Früher ist er abends gerne noch ausgegangen. Jetzt unternimmt er auch mit seiner Familie nur noch etwas auf Druck seiner Frau, am liebsten unternimmt er aber gar nichts mehr. Denn die beiden pubertierenden Kinder bringen ihn schon genug durcheinander.

So gelingt es ihm nur manchmal »durchzuhalten« und in Ruhe seine Arbeit zu machen. Zu oft schrecken ihn Telefonanrufe oder das Faxgerät auf. Immer mehr weicht er auf E-Mails aus, die ja leise sind. Doch die Stimmung in der Familie verschlechtert sich.

Auf Drängen seiner Frau, die ihn zunehmend »unleidlich« findet, war er schon beim Arzt. Weder der Hausarzt noch der Ohrenarzt fanden etwas. Sie verschrieben ihm »ein Mittel zur Beruhigung«, das er aber wegen der Nebenwirkungen nicht genommen hatte. Sein Zustand verschlechterte sich trotz aller Vorsichtsmaßnahmen für ihn unbegreiflich.

Vorgeschichte

Wie viele andere hatte sich der Patient in seinen frühen Jahren gerne oft und lange in Diskotheken und auf größeren Musikveranstaltungen vergnügt. Dennoch hinterließ dies – fast schon erstaunlicherweise – keinen größeren sichtbaren Hörschaden.

Mit 25 Jahren, als die erste Tochter »unterwegs war«, heiratete er. Er bekam eine für ihn zufriedenstellende Arbeit in der Verwaltung eines größeren Unternehmens. Hier bewährte er sich gut und stieg ins mittlere Management auf. Nach drei Jahren bekam die Familie mit einem Sohn wieder Zuwachs. So schien alles seinen ganz normalen Gang zu gehen. Mit dem Größerwerden der Kinder und den jährlichen Urlauben rückte die Familie in den Mittelpunkt. Zu größeren Musikveranstaltungen ging er nur noch selten. Zum Zeitpunkt der Behandlung wünscht er sich ein eigenes Häuschen etwas außerhalb der Stadt, was bisher aber finanziell nicht möglich schien. Die beiden 20 und 17 Jahre alten »Kinder« stürzten sich vor kurzem »unvermittelt« und nach Ansicht der Eltern viel zu sehr und zu schnell in das Großstadtleben. Aus den ehemaligen Kinderzimmern dröhnt nun »wilde« Techno-Musik. Auf die Eltern hören sie kaum noch und seine Frau überlegt, wie es denn weiter gehe, wenn die Kinder aus dem Haus wären.

Gleichzeitig kam es unter dem Druck des Arbeitsmarktes noch einmal zu einer deutlichen Verminderung der Belegschaft. Dies führte bei ihm zu einer Vermehrung der Aufgaben mit immer längeren Arbeitszeiten, auch wenn dies nun besser bezahlt wurde und damit das ersehnte Eigenheim etwas näher rückt.

In ihm entwickelte sich eine kaum noch abzubauende nervöse, nahezu schon elektrisierende Anspannung. Jetzt hätte fast schon das Fallen einer Stecknadel eine innerliche Explosion in ihm auslösen können. Die Nerven lagen blank und immer mehr Geräusche wurden zur Qual – letztlich als Symptom der zunehmenden Überforderung.

Therapeutische Hilfe

Er alleine wurde offensichtlich immer unfähiger, innezuhalten und noch »Herr des Geschehens« zu bleiben. Hilfreich wäre zu diesem Zeitpunkt ein verständiger Arzt oder auch ein guter Freund gewesen. Dann hätte er Innehalten und Nachdenken können über die schleichenden Veränderungen der letzten Jahre, anhand von Fragen wie:

- Was will ich noch im Leben erreichen?
- Was »kostet« dies?

- Was kann ich noch?
- Was brauche ich dafür, um überhaupt langfristig »funktionsfähig« zu bleiben?

Nach Ausschluss einer organischen Erkrankung lotete er in der Behandlung mithilfe von außen und auch mithilfe des Ehepartners aus, was man noch voneinander, den Kindern und der Arbeit will. Dann konnte er sich Stück für Stück bewusster den Aufgaben und den damit verbundenen Geräuschen stellen. Dies alles wurde durch eine Hörtherapie unterstützt.

Zu viel des Guten kann auch zu viel sein: Stress

Es trifft nicht nur, wie im obigen Beispiel Menschen in einer Lebenskrise, sondern auch aktive, oft überengagierte Berufstätige beiderlei Geschlechts. Diese stürzen sich oft nicht nur in die Arbeit, sondern führen fatalerweise auch noch »zum Ausgleich« ein exzessives Freizeitleben. Obwohl jeder Teilaspekt des Arbeits- und Freizeitverhaltens für sich alleine problemlos sein kann, kann die Gesamtmenge zur Überanstrengung und Erschöpfung der körperlichen und »nervlichen« Reserven führen.

Zu viel des Guten kann eben auch zu viel sein. In solch einem Zustand ist auch unser Hör-System vollständig überreizt. So finden sich nicht nur mehr Hörschäden mit Hörverlusten, sondern auch eine Geräuschüberempfindlichkeit bei ansonsten völlig gesunden Ohren. In diesem Fall laufen zwar unsere »Mikrofone« zur Außenwelt auf vollen Touren, aber unsere Aufnahmestationen im Gehirn und im Körper bekommen die dabei einströmende Fülle nicht mehr sortiert und »entsorgt«. Wir und unser Gehör werden zunehmend empfindlich, auch gegen Geräusche.

Hier ist schon früh ein Nachdenken darüber wichtig:

- Was ist im Leben tatsächlich wichtig? Gibt es nur den einen Weg über »ständige Leistung«?
- Was gönne ich mir an Ausgleich und Spaß?
- Inwieweit sind sowohl die körperlichen wie die seelischen Reserven für diesen besonderen Lebensstil ausreichend, ohne im Zusammenbruch zu enden?

Ansonsten setzt das Hörsystem eine Grenze, die den bis dahin völlig geplanten »Life-style« ungeheuerlich unterbricht.

Fallbeispiel

So zeigte sich eine ehrgeizige Angestellte in einem großen Versicherungsbüro nicht nur während ihrer Arbeit sehr aktiv, gewissenhaft und erfolgreich. Sie versuchte darüber hinaus, die während der anspannenden Arbeit empfundenen Körpermissempfindungen durch mindestens zwei Stunden Sport am Tag auszugleichen. Ohne Interesse an dauerhaften Beziehungen suchte sie ihre Kontakte in einem weitschweifigen Nachtleben. Dies alles ließ ihr nur wenig Schlaf und führte dazu, dass ihr, obwohl sie nichts getrunken hatte, der Kopf schwirrte wie nach einem Kater. Seitdem konnte sie, ohne dass es etwa einen Anhalt für eine Migräne gab, im Büro das Telefonieren der Kollegen und das »Quietschen der Kugelschreiber« nicht mehr ertragen.

Es zeigte sich ein vollkommen normales Gehör, aber eine trotz und wegen des Ausgleichs auf allen Ebenen erschöpfte und ausgelaugte Patientin.

Die Flucht vor Geräuschen: die »Phonophobie«

Wohl alle Menschen kennen Geräusche, die sie »einfach nicht ertragen« können. Bei vielen ist es das typische Kreidegeräusch auf der Tafel oder das Kratzen der Gabel auf dem Teller. So sehr sich uns dabei die Nackenhaare sträuben und die »Ohren klirren«, wir wissen, dass uns diese unangenehmen Geräusche nicht wirklich schädigen. Und wir können sie zumeist vermeiden.

Anders wird es schon, wenn wir gegen Geräusche empfindlich werden, die wir nur schlecht oder kaum vermeiden können, vor denen wir aber am liebsten weglaufen würden. Dies können Kinderstimmen bei Lehrern oder Kindergärtnerinnen sein oder Computergeräusche bei EDV-Geschädigten. Dann spricht man von Geräusch-Flucht (lat. Phonophobie).

Das Besondere daran ist, dass diese Überempfindlichkeit nicht von dem Frequenzspektrum der Töne und Geräusche abhängig ist, sondern allein von ihrer Bedeutung. So lösen andere Geräusche im gleichen Frequenzspektrum keine Überempfindlichkeit aus und die unangenehm empfundenen Geräusche werden bereits bei sehr kleinen Lautstärken als überlaut und bedrohlich empfunden.

Es sind also weniger die Geräusche selbst, die gemieden werden wollen oder müssen, sondern die damit verbundenen Bedeutungen. Sie werden zu Klangsymbolen. Die Bedrohlichkeit der jeweiligen Geräusche entsteht dabei durch wiederholte Erlebnisse, die mit Angst, Scham oder Peinlichkeit verbunden waren und denen der Betroffene hilflos ausgesetzt war. Das heißt, diese Situationen konnten nicht erfolgreich bewältigt werden.

Schwerhörig und geräuschempfindlich: der fehlende Lautheitsausgleich bei Schwerhörigkeit (Recruitment)

Anders als die obigen »Hörgesunden« leiden oft auch schwerhörige Menschen unter einer Geräuschempfindlichkeit. Hier beschränkt sich die Geräuschempfindlichkeit auf die Töne und Frequenzen, in denen der Hörverlust am größten ist. Dies kommt daher, dass das Ohr nicht nur in seiner Hörleistung eingeschränkt ist, sondern zudem nicht mehr in der Lage ist, innerhalb der geschädigten Frequenzen ausreichend gut zu filtern. Die dabei zu beobachtende spezielle Form von Geräuschempfindlichkeit wird »fehlender Lautheitsausgleich« (Recruitment) genannt.

Das ist ein »normales« Verhalten des geschädigten Innenohres, solange im Prozess der Hörverarbeitung der Verlust nicht ausgeglichen wird. Das findet erst nach einer gewissen Zeit statt. Typischerweise bessert sich die Geräuschüberempfindlichkeit, je stärker andere Felder in der Hörverarbeitung den Verlust ausgleichen. Dies geschieht normalerweise im Laufe der Zeit durch Gewöhnung »von alleine«.

Fallbeispiel

Nach einem zunehmenden Hörverlust zog sich der Rentner C. aus S. immer weiter von seiner Familie zurück. Zunächst versuchte er ihn noch auszugleichen, indem er seine Kinder und Enkel bei den Besuchen bat, doch lauter zu sprechen. Dabei erschrak er aber über die für ihn plötzlich viel zu lauten Kinderstimmen, wobei sich seine Empfindlichkeit zunehmend vergrößerte.

Für ihn war es notwendig, sich zunächst ganz behutsam der Geräuschempfindlichkeit mit leichten und dann sich steigernden Übungen zu nähern. Hierin unterstützte ihn ein engagierter Hörgeräteakustiker. Im zweiten Schritt konnte er ganz vorsichtig ein Hörgerät ausprobieren. Es blieb wohl eine höhere Sensibilität bei den schon hörgeschädigten Frequenzen zurück. Dank der eingeübten Gewöhnung verbesserte sich das Hören mit dem Hörgerät entscheidend. So konnte er wieder Kontakt mit seinen Kindern und auch weitestgehend mit seinen Enkeln haben.

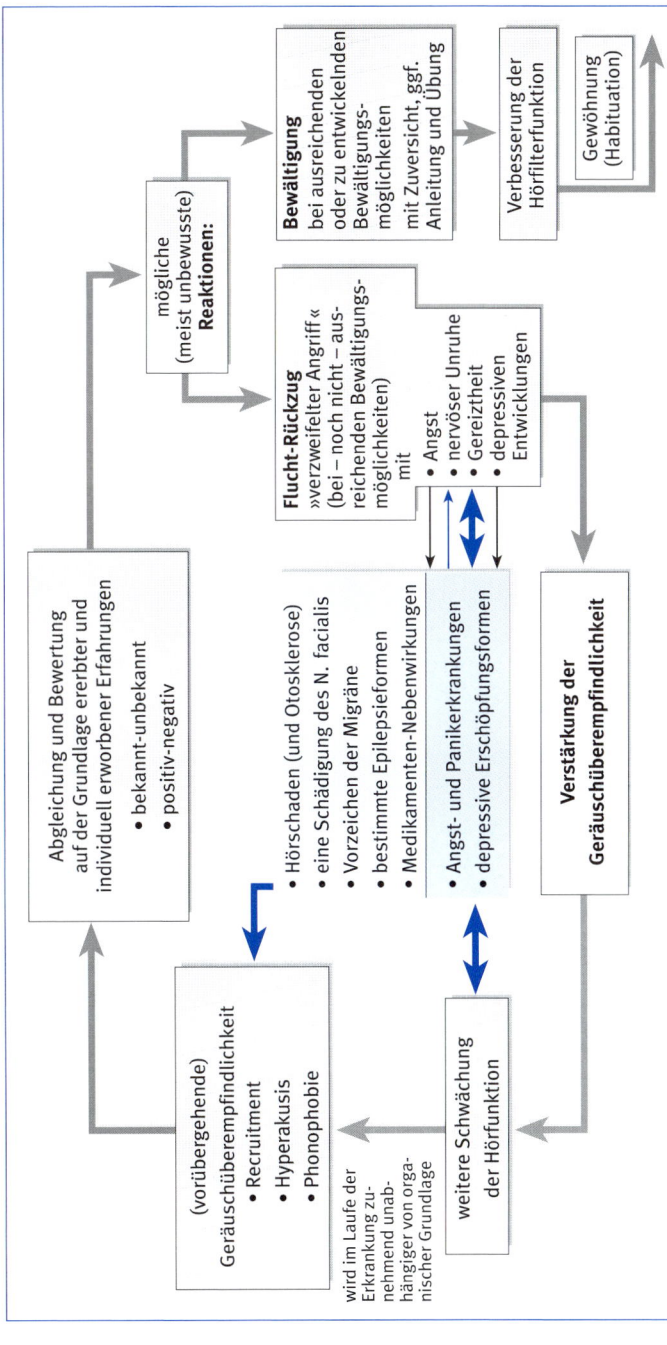

Abb. 2: Geräuschüberempfindlichkeit kann viele Ursachen haben. Für das Leiden an der Geräuschüberempfindlichkeit sind neben den möglichen Schädigungen aber auch die Erfahrungen und die Bewältigungsmöglichkeiten der Betroffenen wichtig. Gelingt es, mit Mut und Zuversicht das Problem anzugehen, so ist das Symptom zu bewältigen. Kommt aus und bei Angst die Vermeidung von Geräuschen hinzu, führt dies in aller Regel zu einer gesteigerten Geräuschüberempfindlichkeit, die mit entsprechender Hilfestellung aber meist bewältigt werden kann.

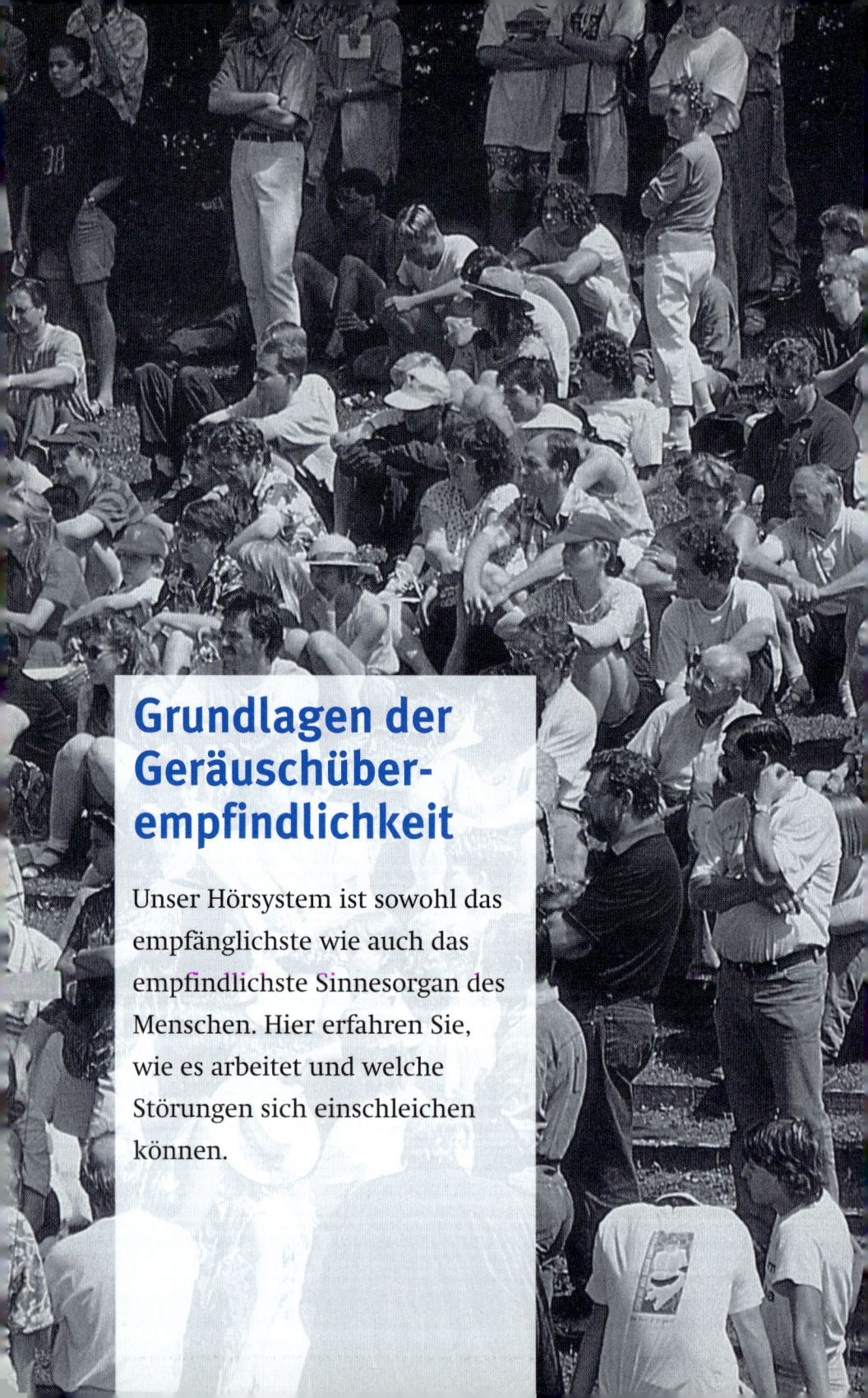

Grundlagen der Geräuschüber-empfindlichkeit

Unser Hörsystem ist sowohl das empfänglichste wie auch das empfindlichste Sinnesorgan des Menschen. Hier erfahren Sie, wie es arbeitet und welche Störungen sich einschleichen können.

Laut(stärke) ist nicht gleich Laut(heit)

Die (Empfänglichkeit und) Empfindlichkeit für Geräusche, Sprache und Klänge kann so unterschiedlich sein wie die dazugehörigen Menschen. Selbst bei jedem einzelnen Menschen ändert sich innerhalb eines Lebens meist die Vorliebe für bestimmte Hörerlebnisse und damit die (Empfänglichkeit und) Empfindlichkeit für diese.

Ganz offensichtlich stellen wir dies an den Musikvorlieben von uns selbst und unseren Kindern fest. Dabei scheint es nahezu »gesetzmäßig« zu sein, dass Jugendliche zu einer Musik neigen, die von Erwachsenen meist als wenig schön, wenn nicht gar schrecklich empfunden wird.

Objektiv wird die Lautstärke in Dezibel (dB) gemessen. In der Skizze finden Sie nun einige Vergleichswerte aus dem Alltag.

Die empfundene Lautheit richtet sich aber nicht nur nach objektiven Dezibel-Einheiten. Kaum ein begeisterter Motorradfahrer wird seine »Maschine« laut finden, auch wenn sich bei ihm schon Zeichen eines Lärmschadens zeigen. So erscheint laut auch nicht gleich laut.

Ebenso unterschiedlich nehmen Sie die Musik zu einem Tanzabend wahr, je nachdem ob Sie dort gerade mit dem Partner Ihres Lebens tanzen oder ob Sie den Abend alleine verbringen. Im ersten Fall wird Ihnen die Musik wie »Geigen im siebten Himmel« vorkommen, im zweiten Falle eher wie Getöse unerträglich laut.

So unterliegt unser Hörsystem vielerlei objektiven und – wie wir gelesen haben – subjektiven Einflüssen. Das Ohr stellt also nicht nur einen einfachen Empfänger dar, sondern es sorgt zusammen mit einem ganzen Hörsystem an vielen Stellen dafür, dass Leises noch gut gehört werden kann und Lautes oft und effektiv abgefiltert wird. Bei so viel Vermögen liegen Unvermögen und Fehlermöglichkeiten nicht fern; eine davon ist das Phänomen Geräuschüberempfindlichkeit.

Bei einer Geräuschüberempfindlichkeit werden bis dato »normale« bzw. erträgliche Töne entweder aufgrund organischer Störungen nicht mehr entsprechend gefiltert, oder es werden subjektiv selbst vergleichsweise leise Töne (meist zunehmend) lauter wahrgenommen.

Im Folgenden sollen nun die Grundlagen des ganz normalen Hörens dargestellt und die sich daraus ergebenden organischen und psychogenen Störungsmöglichkeiten abgeleitet werden.

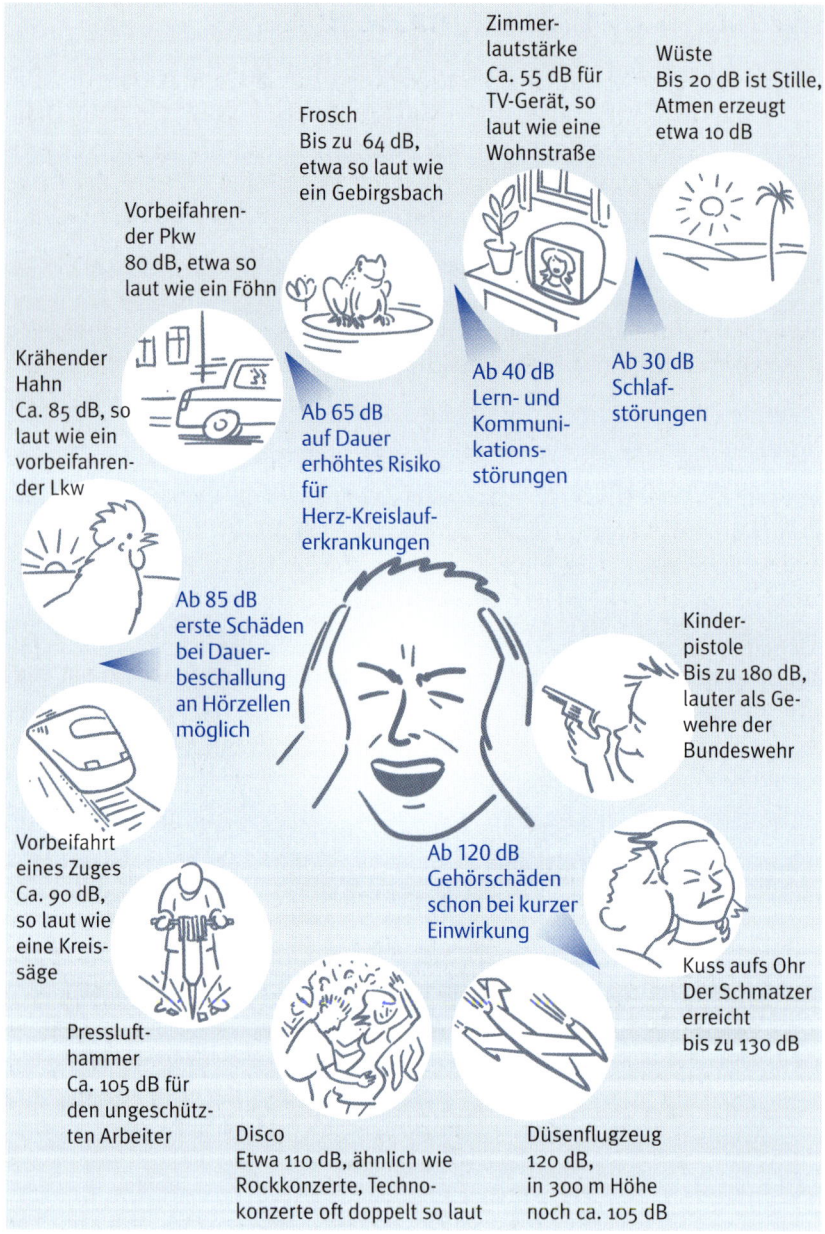

Zimmer-
lautstärke
Ca. 55 dB für
TV-Gerät, so
laut wie eine
Wohnstraße

Wüste
Bis 20 dB ist Stille,
Atmen erzeugt
etwa 10 dB

Frosch
Bis zu 64 dB,
etwa so laut wie
ein Gebirgsbach

Vorbeifahren-
der Pkw
80 dB, etwa so
laut wie ein Föhn

Krähender
Hahn
Ca. 85 dB, so
laut wie ein
vorbeifahren-
der Lkw

Ab 65 dB
auf Dauer
erhöhtes Risiko
für
Herz-Kreislauf-
erkrankungen

Ab 40 dB
Lern- und
Kommuni-
kations-
störungen

Ab 30 dB
Schlaf-
störungen

Ab 85 dB
erste Schäden
bei Dauer-
beschallung
an Hörzellen
möglich

Kinder-
pistole
Bis zu 180 dB,
lauter als Ge-
wehre der
Bundeswehr

Vorbeifahrt
eines Zuges
Ca. 90 dB,
so laut wie
eine Kreis-
säge

Ab 120 dB
Gehörschäden
schon bei kurzer
Einwirkung

Kuss aufs Ohr
Der Schmatzer
erreicht
bis zu 130 dB

Pressluft-
hammer
Ca. 105 dB für
den ungeschütz-
ten Arbeiter

Disco
Etwa 110 dB, ähnlich wie
Rockkonzerte, Techno-
konzerte oft doppelt so laut

Düsenflugzeug
120 dB,
in 300 m Höhe
noch ca. 105 dB

Abb. 3: Die Lärmspirale in unserem Alltag. Auch scheinbar harmloses Kinderspiel-
zeug kann unsere Ohren gefährden!

Wie funktioniert das normale Hören?

Auf kaum mehr Raum als einer Fingerkuppe sorgt ein kleines Organ im Innenohr für Phantastisches. Hier werden Geräusche, Laute und Sprache von außen aufgenommen und in Nervenimpulse umgewandelt. Dabei besitzt das Gehör von allen Sinnesorganen die höchste Empfindlichkeit: Der Unterschied zwischen dem kleinsten noch hörbaren und dem lautesten noch erträglichen Ton liegt bei einem Faktor von 1 : 10 Millionen Einheiten Schalldruck.

Kaum noch eine Funktion hat die Ohrmuschel und – in weiten Grenzen – die Ausgestaltung des äußeren Hörgangs, soweit er nicht vollkommen verengt ist. Nur noch wenige Menschen können bei leisen Geräuschen die Ohren »spitzen« oder bei Lärm die Ohren »anlegen«, wie dies bei vielen Jägern und Gejagten im Tierreich noch zu beobachten ist. Dafür arbeitet beim Menschen meist der ganze Körper mit. So drückt sich das intensive Lauschen in einem angespannten Gesicht, einer gesteigerten Hinwendung und einer zusammengenommenen Haltung aus, ein Phänomen, das insbesondere bei Schwerhörigen deutlich sichtbar wird.

Der Weg des Schalls

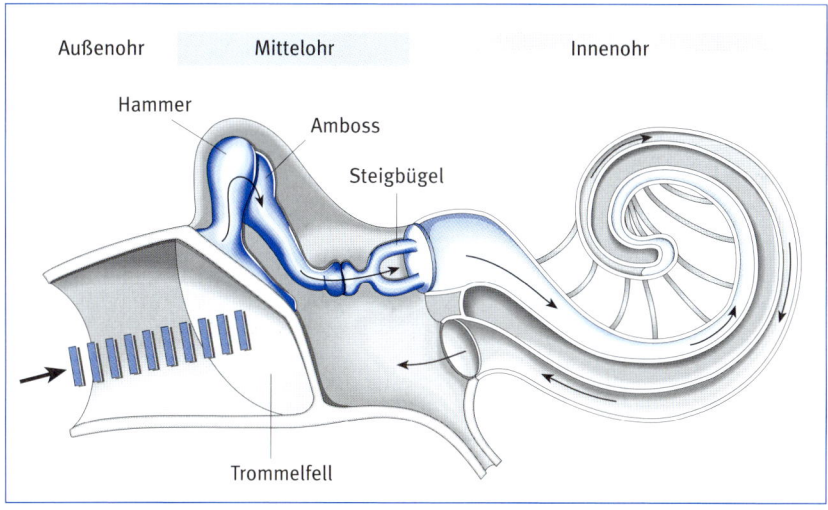

Abb. 4: Schallwellen passieren vom Außenohr über die Gehörknöchelchen im Mittelohr bis zum Innenohr.

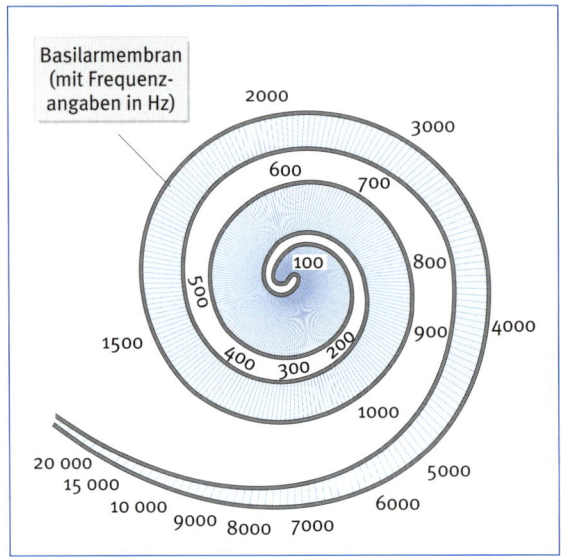

Abb. 5: In der Schnecke im Innenohr haben die für den Menschen hörbaren Töne ihren festen Platz. Sie sind nach Tonhöhen (Frequenzen) geordnet.

Zunächst gelangen die Schallwellen vom äußeren Ohr bis zum Trommelfell. Dort werden die Impulse vom Trommelfell über die kleinen Gehörknöchelchen bis an das Innenohr weitergegeben. Die Gehörknöchelchen werden nach ihrem Aussehen Hammer, Amboss und Steigbügel genannt. Dabei werden die Schalleindrücke – wie bei einer Trommel! – 18- bis 22-fach verstärkt.

Vom normalerweise mit Luft gefüllten Mittelohr werden die Druckimpulse dann an die flüssigkeitsgefüllten Gehörschläuchelchen weitergegeben.

Gleichzeitig sorgt schon im Mittelohr ein Reflex dafür, dass – abhängig von der Tonqualität (frequenzabhängig) – zu laute Töne (Schalldrucke von 80 dB über der Hörschwelle) abgeschwächt werden.

Dies geschieht nach einer direkten Rückkoppelung zwischen einem dem Bewusstsein nicht zugänglichen Zentrum im Stammhirn und durch den Muskel am so genannten Steigbügel-Knöchelchen (M. stapedii). »Übermittelt« wird dies über Anteile des Gesichtsnerven, dem N. facialis.

Wenn sich auf dessen Befehl der kleine Muskel zusammenzieht, wird durch eine Verkantung der Steigbügelplatte das Trommelfell versteift. Dadurch vermindert sich die mögliche Übertragung: Die zu lauten Töne werden gedämpft.

Die Schallwellen erreichen je nach Tonhöhe (Frequenz) unterschiedliche Orte im Innenohr. Der Höranteil ist dabei nach seiner äußeren Form als Schnecke benannt. Schwingungen mit hoher Frequenz, also helle Töne, finden ihren Niederschlag in der ersten Schneckenwindung nahe am Mittelohr.

Töne mit niedriger Frequenz, also tiefe und dumpfe Töne, werden am Ende der Schneckenwindung in der Nähe des »Schneckenlochs« abgebildet. Dadurch wird jede Frequenz je nach ihrer Qualität an einem anderen Ort der Schnecke abgebildet.

Das eigentliche Sinnesorgan ist das nach seinem Erstbeschreiber, dem Grafen Corti, benannte »Cortische Organ«. Es sitzt auf einer Membran des Gehörganges, der so genannten Basilarmembran. Dort finden sich insgesamt ca. 15 000 Sinneszellen. Diese lassen sich unterscheiden in die 3000 inneren Haarzellen und 12 000 äußeren Haarzellen.

Durch die inneren Haarzellen erfolgt die Umwandlung des Höreindrucks von außen zu einem Nervenimpuls. Dieser wird dann in Richtung Hörzentrum im Gehirn weitergeleitet. Für das räumliche Hören unerlässlich

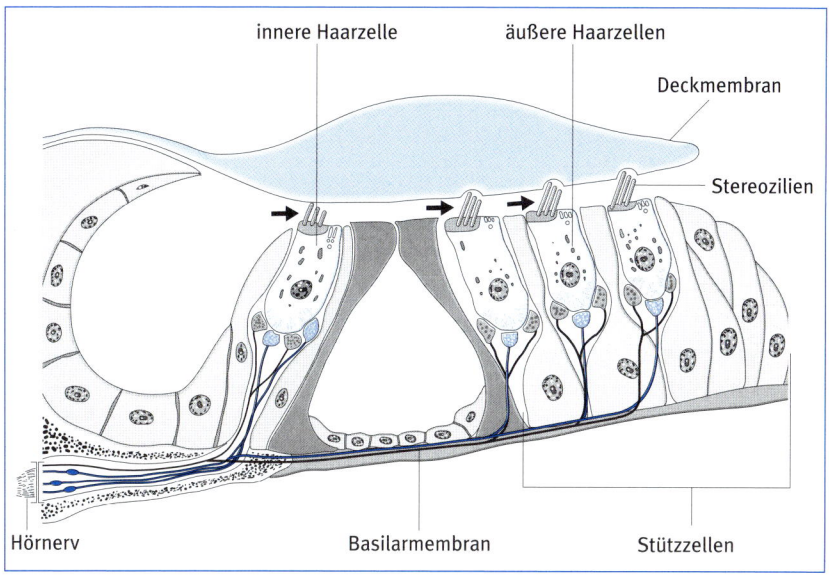

Abb. 6a: Das Cortische Organ. Einer Reihe innerer Haarzellen stehen drei Reihen äußerer Haarzellen gegenüber. Durch die inneren Haarzellen erfolgt die Umwandlung des Höreindrucks von außen in einen Nervenimpuls.

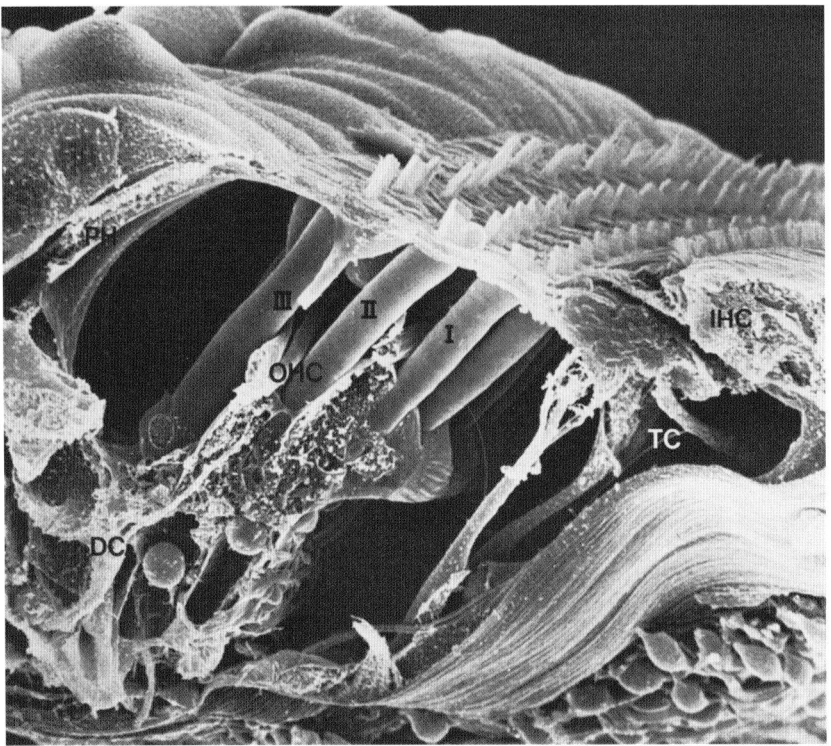

Abb. 6b: Rasterelektronenmikroskopische Aufnahme des Cortischen Organs.
Zu erkennen sind innere und äußere Haarzellen.

ist, dass größere Teile der von der Schnecke zum Zentralnervensystem
ziehenden Nervenleitungen schon sehr früh, ab dem zweiten Nerven-
knoten, auf die andere Hör- und Hirnseite kreuzen. So ist jeder Impuls
aus der Schnecke mit dem Hörzentrum verbunden.

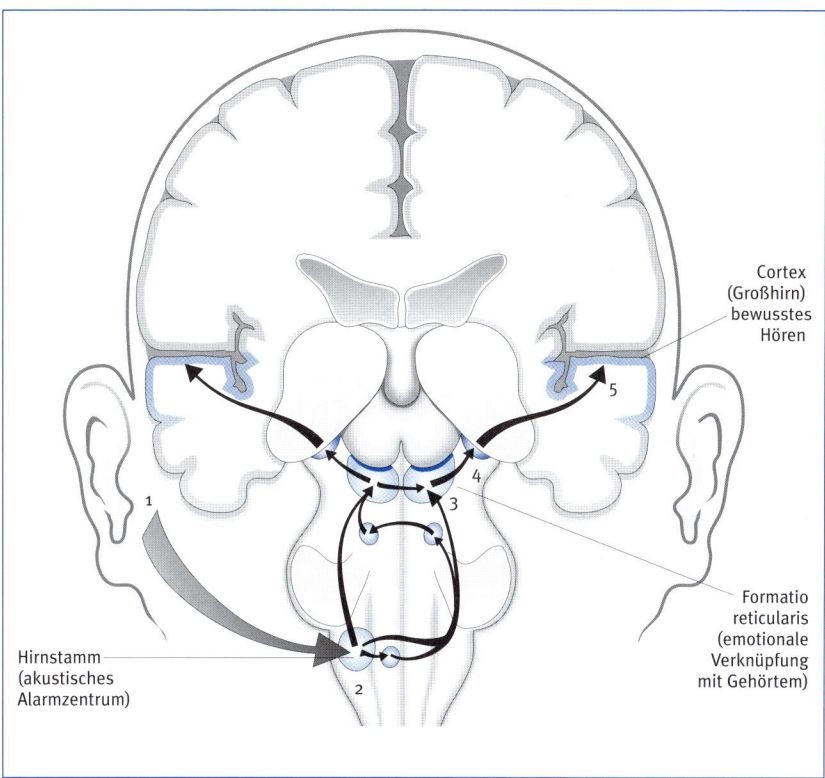

Abb. 7: Zentrale Hörbahn im Gehirn. In der Hörschnecke (1) wird der Schall in elektrische Impulse umgewandelt. Diese gelangen über die Hörzentren im Hirnstamm (2) zu den höheren Kerngebieten (3 und 4). Dort wird die dem Schall innewohnende Information verarbeitet und für die Auswertung in der Hörrinde (5) vorbereitet. Die Hörrinde ist der anatomische Bereich im Gehirn, der für die Hörwahrnehmung verantwortlich ist. Alle Signale, die den Filter der zentralen Hörkerne passiert haben und in der Rinde ankommen, werden bewusst gehört. Nur ein kleiner Teil der gesamten akustischen Informationen wird also bis zur Hörrinde weitergeleitet.

Die Hörwirklichkeit ist individuell

Während die ca. 3000 inneren Haarzellen für den eigentlichen Hörvorgang verantwortlich sind, können die ihnen gegenüberliegenden 12 000 gesteuerten äußeren Haarzellen bei sehr schwachen Schallreizen Impulse verstärken oder bei sehr starken Reizen die Auslenkung abschwächen.

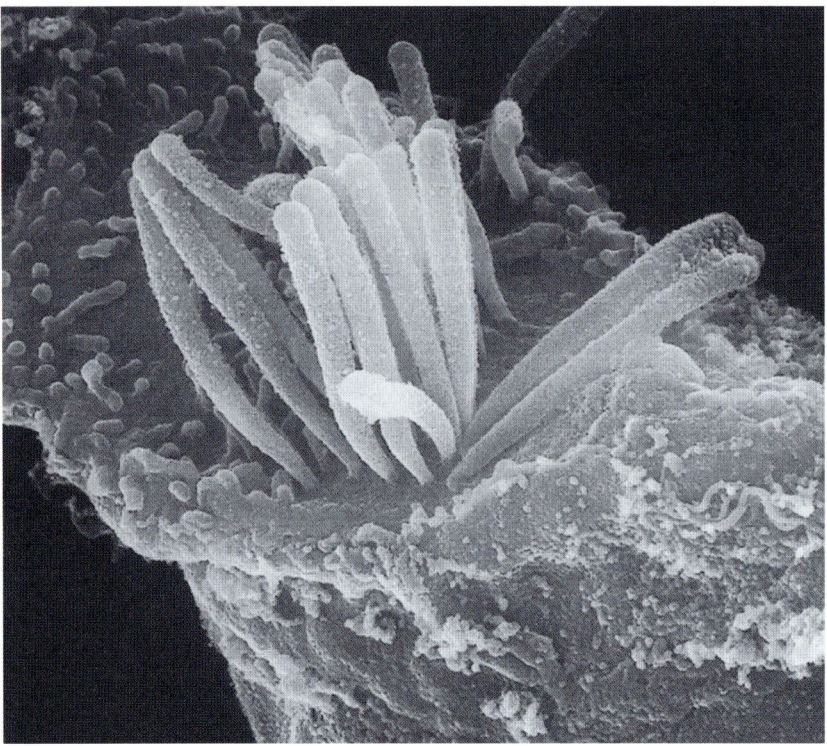

Abb. 8: Elektronenmikroskopische Abbildung von Haarzellen aus dem Innenohr mit den charakteristischen »Fühlern«, die hier durch Lärmeinwirkung teilweise geknickt sind. Sie sind damit auch in ihrer lautheitsregulierenden Funktion gestört (mit freundlicher Genehmigung von Dr. Koitschev, Tübingen).

Dabei reagieren die äußeren Haarzellen auf Befehle aus Zentren des hörverarbeitenden Systems, die weit unter der bewussten Wahrnehmung liegen. Dafür sind sie mit dem so genannten limbischen System verknüpft, dem Zentrum, das unsere Emotionen und Gefühle, z.B. Angst oder Freude, Liebe und Hass, steuert. Dabei ist die Effektivität der äußeren Haarzellen immerhin so groß, dass der von ihnen neu erzeugte Schall als so genannte »Otoakustische Emissionen« gemessen werden kann.

So erfolgen schon während der Aufnahme des Höreindrucks in Bruchteilen von Sekunden viele regulierende Einflüsse. Dieses sind aktive und sehr individuelle Prozesse. Dabei wird die Information von außen durch viele Regulationsvorgänge aufgearbeitet, verstärkt oder abgeschwächt und – in den allermeisten Fällen – erst gar nicht in die Wahrnehmung vorgelassen. Dorthin gelangt nur, was für den Einzelnen wichtig, sei es erschreckend oder interessant, auf jeden Fall aber von Interesse und am besten »neu« ist.

Hörfilter sind dabei Funktionssysteme, die gewohnte oder nicht notwendige Töne unterdrücken und ablenken, bevor sie in die Wahrnehmung kommen können. Ein Beispiel dafür ist, dass eine Uhr, die 24 Stunden tickt, in der Regel nicht tickend wahrgenommen wird, obwohl sie laut genug ist, um gehört zu werden.

So wird aus einer Außenwelt, die über objektiv messbare Schallimpulse »in uns« dringt, eine höchst eigene Hör-WIRK-lichkeit. Jeder noch so objektiv messbare Ton wird je nach Aufmerksamkeit und Stimmungslage anders wahrgenommen und »automatisch« bewertet. Dabei sind die entscheidenden Beurteilungen (Kognitionen) und Bewertungen überwiegend unbewusst (siehe Kapitel 1, S. 13 und 14).

Ist unser Ohr z.B. auf einer Musikveranstaltung einer lauten Beschallung ausgesetzt, so wird die Empfindlichkeit des Ohres heruntergesteuert. In dieser Situation würde eine Hörprüfung deutlich schlechter ausfallen als nach Ruhebedingungen. Dabei könnte man fälschlicherweise denken, dass das schlechtere Hörergebnis Resultat einer Schädigung ist. Tatsache ist jedoch, dass dies zeigt, wie das Gehirn aktiv schon die Empfindlichkeit bis in das Innenohr hinein steuert. Anders ist es im Stress oder in angstbesetzten Situationen. Dann ist auch unser Hörsystem maximal angespannt und bis zu einem Höchstmaß an Empfindlichkeit »aufgedreht«.

Wichtiger als das Geräusch: der betroffene Mensch!

So wird unsere Hör-WIRK-lichkeit auch mitbestimmt durch das, *was* wir im Leben schon erfahren haben und vor allem, *wie* wir es verarbeitet haben. Der dafür nötige seelische »Reifungsprozess« der emotionalen Qualitäten geschieht nicht automatisch. Er muss erlernt, erarbeitet, gefördert, geübt, neuen Bedingungen angepasst und erhalten werden. Dies vollzieht sich in enger Wechselwirkung des Einzelnen mit seiner Umgebung.

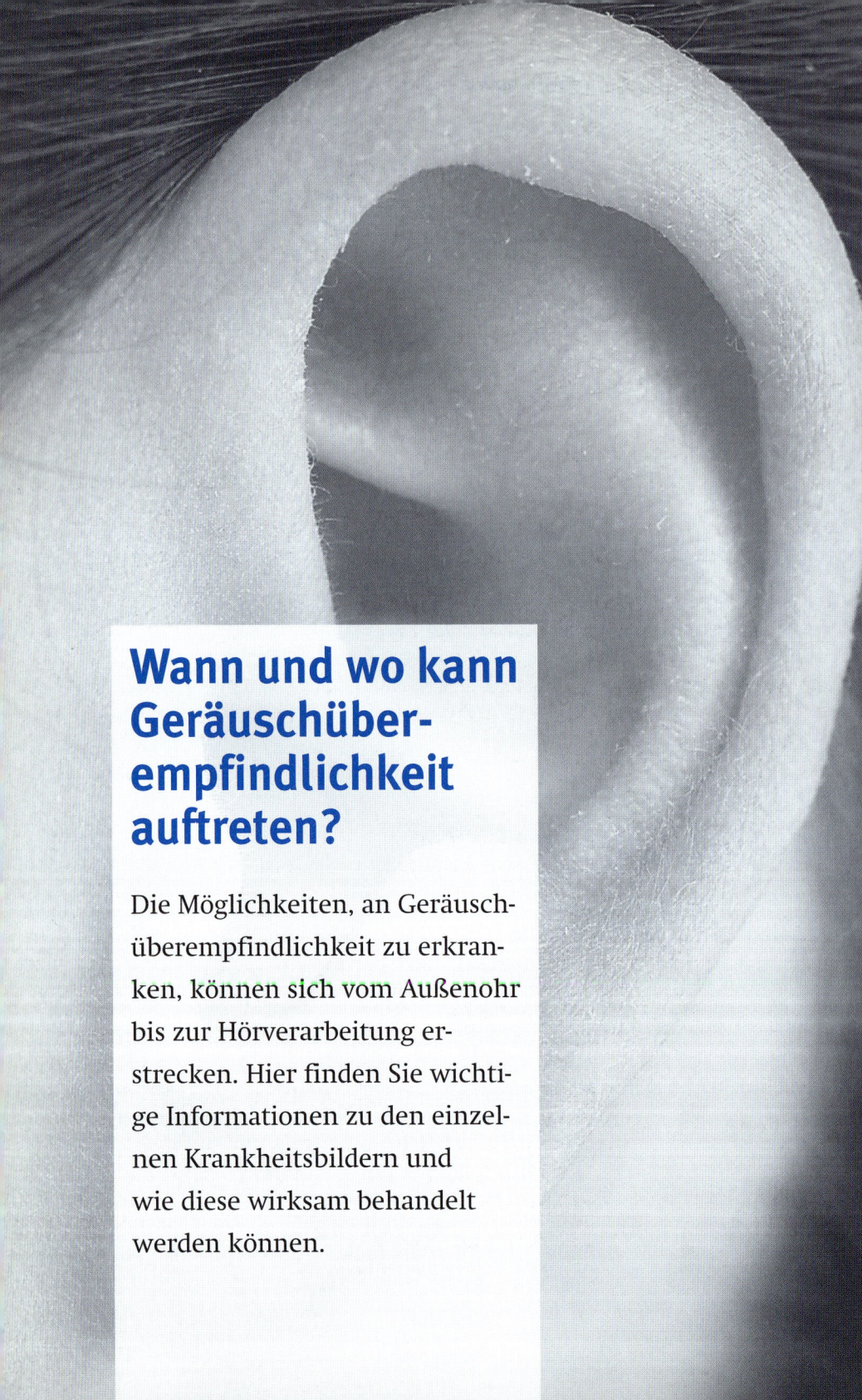

Wann und wo kann Geräuschüberempfindlichkeit auftreten?

Die Möglichkeiten, an Geräuschüberempfindlichkeit zu erkranken, können sich vom Außenohr bis zur Hörverarbeitung erstrecken. Hier finden Sie wichtige Informationen zu den einzelnen Krankheitsbildern und wie diese wirksam behandelt werden können.

Eine Suche entlang der Hörebenen und Krankheitsbilder von den Ohrmuscheln zum Hörzentrum

Im Folgenden wollen wir entlang den in Kapitel 2 beschriebenen Stationen der Hörwahrnehmung verschiedene Störmöglichkeiten aufzeigen. Dabei nehmen wir den Weg vom Außenohr bis zur Hörverarbeitung im Gehirn. Dem ordnen wir entsprechend die dabei auftretenden Störungsbilder zu. Schon jetzt sei darauf hingewiesen, dass periphere, d.h. vom Zentralnervensystem weiter entfernt gelegene Störungsbilder meistens gut ausgeglichen werden können. Zentrale Einschränkungen haben dafür – außer bei einer Lähmung des Gesichtsnerven – oft nur einen kurzfristigen Verlauf.

Im Außenohr

Ein Verlust der **Ohrmuscheln** scheint keinen entscheidenden direkten Faktor für eine Geräuschüberempfindlichkeit darzustellen. Wohl aber können zu große Ohren (so genannte »Segelohren«), ab einer großen Windstärke (3 und mehr) schon einmal zu einer objektiv messbaren und subjektiv störenden Lautheit führen.

Im Mittelohr

Im Mittelohr finden sich einige Störanfälligkeiten, bei denen eine Geräuschüberempfindlichkeit auftreten kann. Vorübergehenden Charakter haben dabei die Mittelohrentzündungen. Diese kommen im Rahmen von Infekten öfters vor und gehen meistens auch wieder ohne Folgen.

Wenn aber der Reflex der Mittelohrmuskeln, der so genannte »**Stapediusreflex**« (siehe S. 26) gestört ist oder in seiner Funktion eingeschränkt wird, kann es zu einer peripher bedingten Geräuschüberempfindlichkeit kommen.

Dafür können zwei Krankheiten verantwortlich sein:

- eine Otosklerose und eine
- – meist vorübergehende – Lähmung des Gesichtsnerven (N. facialis).

Otosklerose (Gehörknöchelchenverkalkung)

Otosklerose ist die Bezeichnung für einen isolierten Knochenumbau des Steigbügel-Knöchelchens im Mittelohr an der Innenohrkapsel. Dabei wird das ansonsten elastische Bandmaterial in Knochen umgewandelt. Es kommt zu einer festen Verbindung, in der der Steigbügel nicht mehr gut mitschwingen kann.

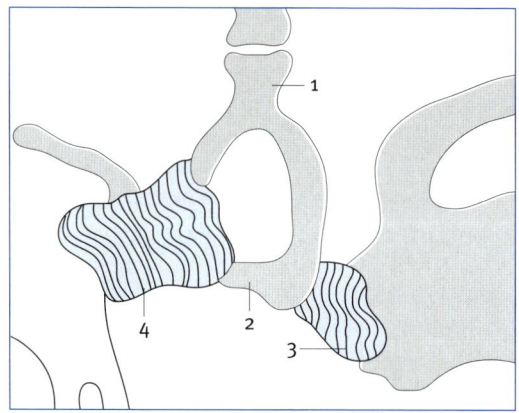

Abb. 9: Otosklerose: Herde am Steigbügel (Stapes): 1. Steigbügelköpfchen, 2. Fußplatte, 3. und 4. Oto-skleroseherde.

Vergleichbar ist dies mit einem Trommler, dessen Schlagstock zunehmend mit der Trommel verklebt. Damit ist aber das Ausführungsorgan des lautheitsdämpfenden Reflexes, der »**Stapediusreflex**« (siehe S. 26), in seiner Funktion eingeschränkt oder gar »ausgehebelt«. So können zu laute Töne (Schalldrucke von 80 dB) nicht mehr im Mittelohr abgeschwächt werden. Damit kann es zu einer peripher bedingten Geräuschüberempfindlichkeit kommen, die aber an anderer Stelle – anhand der zentralen Regulation – wieder ausgeglichen werden kann.

Meistens steht aber eine »typische« Schall-Leitungs-Schwerhörigkeit im Vordergrund. Eine das Hören einschränkende Otosklerose tritt bei einem Prozent unserer Bevölkerung und meist zwischen dem 20. und dem 40. Lebensjahr auf. Dabei sind Frauen annähernd doppelt so häufig betroffen wie Männer. Die Betroffenen klagen in der Regel über eine langsam zunehmende Schwerhörigkeit. In 80 Prozent der Fälle sind beide Ohren betroffen und nur in 20 Prozent ein Ohr.

Die Ursache der Otosklerose ist unklar, wenngleich eine erbliche Komponente als gesichert angesehen werden kann. Vermutet werden Störungen des Hormon-, Knochen- und Stoffwechselhaushaltes sowie abgelaufene Infekte. Schubartige Hörverschlechterungen, insbesondere während der Schwangerschaft, sind gut dokumentiert.

Diagnose

Die Diagnose fällt nach einem Hörtest besonders bei schon fortgeschrittenen Stufen recht leicht: Über die Knochenleitung (siehe S. 63) werden deutlich bessere Ergebnisse erzielt als über die Luftleitung.

Therapie

Wenn möglich, wird bei der Otosklerose eine Operation, meist unter örtlicher Betäubung, vorgenommen. Meist wird der angewachsene Steigbügel dabei (teilweise) entfernt. Dafür wird eine Prothese (ein Implantat) mit Abdeckung eingesetzt, mit der ein annähernd normales Hörvermögen erreicht wird. Voraussetzung ist natürlich, dass das Innenohr völlig intakt ist. So lässt sich in mehr als 90 Prozent der Fälle nach einer Operation eine Hörverbesserung feststellen.

In sehr seltenen Fällen kann es allerdings zur Ertaubung des operierten Ohres kommen. Es ist also sinnvoll abzuwägen, ob Hörgeräte statt der Operation eingesetzt werden, solange dies geht.

Lähmung des Gesichtsnerven (Nervus facialis)

Der große Gesichtsnerv gehört zu den 12 so genannten »Hirn«nerven. Das sind die Nerven, die direkt aus dem Gehirn und nicht »erst« (weiter unten) aus dem Rückenmark entspringen. Der Gesichtsnerv aktiviert die mimische Muskulatur. Dadurch sind wir zum Beispiel in der Lage, beim Fröhlichsein zu lachen oder gegebenenfalls Ärger auszudrücken.

Darüber hinaus hat der Gesichtsnerv viele kleine Ausläufer. Einer dieser Ausläufer des Gesichtsnerven erstreckt sich in der Höhe des Mittelohres direkt bis zu den Müskelchen im Mittelohr. Dieser Anteil wird medizinisch »Nervus stapedius« genannt. Er vermittelt dem Muskel, der direkt am »Steigbügel« im Mittelohr ansetzt, den Musculus stapedius, die nötigen Impulse zur Reaktion. Dies ist der Fall, wenn eingehende Töne zu laut sind und gedämpft werden.

Lähmungen des Gesichtsnerven sind leider nicht so selten. Geschätzt wird, dass jedes Jahr 20 von 100 000 Menschen neu betroffen sind. Bei einigen Facialislähmungen kann man eine Infektion durch Herpes zoster oder durch eine Borreliose (nach einem Zeckenbiss) verantwortlich ma-

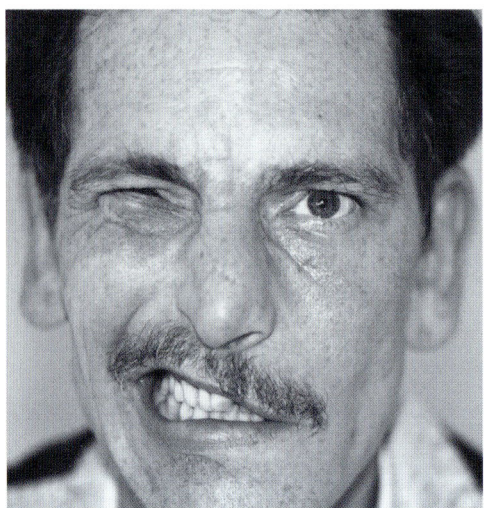

Abb. 10: Eine Lähmung des Gesichtsnerven ist meistens gut zu sehen. Wenn auch der Nervenanteil für das Mittelohr betroffen ist, kann dies zu Geräuschüberempfindlichkeit führen.

chen. Es sei aber gleich hinzugefügt, dass Menschen sehr viel häufiger von Zecken und von Herpes befallen werden, ohne dass davon Nerven angegriffen werden.

Früher führten akute bakterielle Entzündungen, die vom Mittelohr auf den Nerven übergreifen, häufiger zu einer Lähmung des Gesichtsnerven. Dies ist nach Einführung der Antibiotika sehr selten geworden. Ganz selten wird die Lähmung durch Tumoren verursacht, die auf den Nerven drücken. Bei einem Unfall kann es aber zu einer Verletzung oder gar Durchtrennung des Nerven kommen. Meistens findet man aber keine fassbare und damit auch adäquat therapierbare Ursache.

Diagnose
Diagnostisch ist die Facialislähmung »auf einen Blick« zu erkennen:

- der Mundwinkel hängt herab und wird beim Sprechen nicht mitbewegt,
- das Auge kann nicht geschlossen werden,
- beim Sprechen machen bestimmte Laute (v.a. die Labiallaute) Schwierigkeiten,
- Geschmacksstörungen können auftreten und es kann zu einer Beeinträchtigung des Tränenflusses kommen.

Wenn die Teile des Gesichtsnerven ausfallen, die vor der Abzweigung zum Ohr zu finden sind, dann ist bei einer Lähmung des Gesichtsnerven auch das Mittelohr – meist einseitig – betroffen.

Nun ist eine Facialislähmung zwar glücklicherweise niemals lebensbedrohlich, doch stellen die damit einhergehenden psychischen Folgen (»Gesichtsverlust«) stets eine schwere Belastung dar. Wird dann auch noch die Versorgung und Funktion des Musculus stapedius mit beeinträchtigt oder gar lahm gelegt, kann es zu einer Geräuschüberempfindlichkeit kommen. Wie stark sie erlebt wird und wie stark sie belastet, hängt auch vom oben beschriebenen »Gesichtsverlust« ab.

(Erste) therapeutische Schritte

Info

Wichtig zu wissen ist, dass es sich bei der Lähmung des Gesichtsnerven, so schrecklich sie auch empfunden wird, **nicht** um einen Schlaganfall handelt!

Zwar ist ein »ansehnlicher« und großer Nerv getroffen, aber die Ursache liegt weit genug entfernt von zentralen Hirnstrukturen. Dadurch bleiben die restlichen Hirnfunktionen unbeeinflusst. Auch handelt es sich um eine Schädigung, die meist wieder »mit der Zeit« zurückgeht und durch die weiter hinten beschriebenen Übungen verbessert werden kann. Kurzfristig kann auch Cortison helfen.

Meistens ist der Nervus facialis nach sechs bis neun Monaten wieder weitestgehend in Funktion. Wenn nötig, können aber selbst nach dieser langen Zeit noch operative Maßnahmen überlegt werden.

Nur wenn der Gesichtsnerv nach einer Verletzung durchtrennt ist, kann und soll sehr schnell versucht werden, diese Schädigung operativ zu beheben. Ansonsten werden die früher üblichen Operationen inzwischen unterlassen, da sie sich offensichtlich nicht nur als wenig hilfreich erwiesen, sondern dabei auch Komplikationen auftraten.

Im Weiteren sind bei Bestehen der Symptomatik ausgleichende Maßnahmen, etwa Augensalben wichtig. Bei einer Facialislähmung sollten täglich mehrfach vor dem Spiegel Bewegungsübungen mit allen vom Gesichtsnerven versorgten Muskeln durchgeführt werden. So darf und muss »grimassiert«, gelacht und gekaut und sollten die weiter hinten ausgeführten Übungen durchgeführt werden.

Im Innenohr

Lärmschäden

Die häufigste Ursache für Hörschäden ist heutzutage die Einwirkung durch Lärm. Zu unterscheiden ist die akute Einwirkung durch Lärm und die chronische Belastung in einem zu lauten Umfeld.

▶ Von einem **akuten Lärmtrauma** spricht man ab Lautstärken von 120 dB.

Dabei sorgt unabhängig von der Höhe der Töne die Wucht des geballten Schalls für eine Schädigung der feinen Haarzellen in der Schnecke. Dabei ist am meisten der Anteil betroffen, der nahe an der Außenwelt liegt. Da nun die hohen Töne, wie bei der Blockflöte, vorne abgebildet werden und die tiefen Töne weiter unten, finden sich die Schädigungen meist im Bereich der hohen Frequenzen von 4000 bis 6000 Hz.

In der Regel ist dieser Funktionsausfall in weiten Teilen erholungsfähig und in großem Ausmaß therapierbar, wenn schnell gehandelt wird.

▶ Anders dagegen verhält es sich bei einem **chronischen, anhaltenden Lärmschaden**. Hier führt ein konstant und ständig einwirkendes lautes Umgebungsgeräusch zu einer immer wiederkehrenden Überreizung.

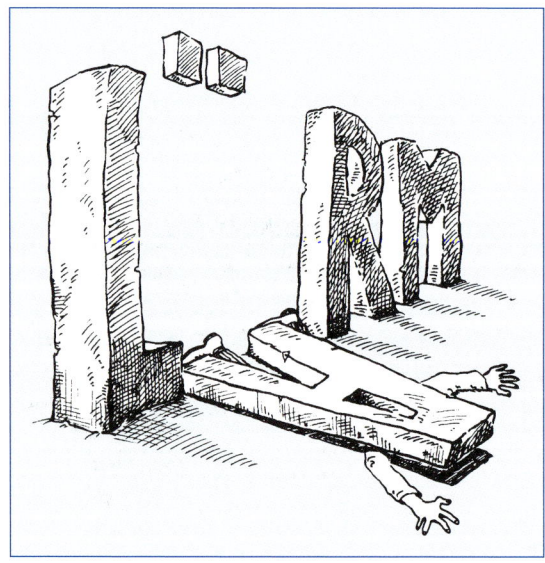

Abb. 11: Lärm kann erschlagend sein.

Dies kann eine langsame, aber fortschreitende Schädigung der Sinneszellen zur Folge haben, erst recht, wenn zwischenzeitlich keine ausreichende Erholung eintreten kann. So macht es einen großen Unterschied, ob Sie nach einem lärmintensiven Tag noch in eine Disko gehen oder auf dem Heimweg laut Ihrem Walkman lauschen oder ob dem Ohr in Ruhe eine Chance zur Regeneration gegeben wird.

Im Arbeitsbereich ist inzwischen die zulässige Lärmbelastung über acht Stunden auf 85 dB im stündlichen Durchschnitt begrenzt. Während so nach Jahrzehnten der Versäumnis im Arbeitsbereich weitestgehend konsequente Schutzmaßnahmen eingeführt wurden, so etwa lärmärmere Maschinen sowie individuelle Lärmschutzmaßnahmen wie etwa der Ohrenschutz »Mickymäuse«, wird oft das individuelle Umfeld immer lauter. Diskotheken kennen scheinbar keine Obergrenzen, und die in der Regel über Stunden getragenen Walkmen mit Schallwerten über 105 dB scheinen entgegen jeder Vernunft zuzunehmen.

Trotz aller Unvernunft scheint der Lärm aber eine wichtige Aufgabe zu haben. So vermutete der Seelenforscher C.G. Jung schon 1957 in einem Brief an K. Oftinger, dem Begründer der »Liga gegen den Lärm« in Zürich, dass der Lärm gegen die Leere, die Langeweile, vielleicht auch als »Kompensation der Angst« nötig sei. Er überdecke möglicherweise die instinktiv gespürte Angst vor der Kehrseite der Medaille des Zivilisationsfortschrittes.

Hörsturz

Als Hörsturz wird ein plötzlicher, meist einseitiger Innenohr-Hörverlust ohne erkennbare Ursache bezeichnet. Hinzukommen können in bis zu 30 Prozent der Fälle Ohrgeräusche, Schwindel oder Gleichgewichtsstörungen. Die Funktionsstörung des Innenohrs kann über alle Frequenzen variieren. Zum Glück führt ein Hörsturz nur selten zur bleibenden vollständigen Taubheit.

Es existieren zahlreiche Theorien zum Hörsturz-Geschehen. Im Wesentlichen lassen sie sich in folgende Ansätze einteilen:

▶ Die gängigste Erklärung sieht eine **Durchblutungsstörung** als auslösendes Ereignis. Wahrscheinlich kommt es dabei zu einem kurzfristigen Zusammenbruch der Energieversorgung des Innenohres. Ebenso wahrscheinlich muss es sich dabei um eine vorübergehende Verminderung der Durchblutung handeln.

Das Innenohr wird nur durch ein einziges Blutgefäß, durch eine so genannte Endarterie, versorgt. So ist das Innenohr einerseits besonders anfällig, es ist anderseits aber dadurch geschützt, dass dieses Blutgefäß, die Arterie, in seiner Funktion zu den Blutgefäßen gehört, die das Gehirn versorgen.

Das Gehirn, das für das Überleben wichtigste Organ, sorgt gut für sich. Selbst bei großen Blutverlusten wird das Gehirn solange wie möglich versorgt, auch wenn andere Organe wie sogar die Niere dafür von der Versorgung abgeschnitten werden. Wenn der Blutdruck nicht genug Blut nach oben liefert, sorgt unter normalen Umständen eine Ohnmacht für die richtige Fließrichtung. So kann eine vorübergehende Durchblutungsstörung zwar der Ausgangspunkt für eine Hörschädigung sein, nicht aber der Grund für das Anhalten und Aufrechterhalten der Schädigung. Wenn eine Durchblutungsstörung dauerhaft vorläge, müsste das Ohr ertauben. Dies ist zum Glück nur selten der Fall.

▶ Ein weiterer Erklärungsansatz für ein Hörsturz-Geschehen geht – ebenso wie schon für den Ausfall des Gesichtsnerven – von einer **Schädigung durch Viren** aus. Hierbei werden eine Reihe von Viren, die so genannten »neurotropen« Viren verdächtigt. Dazu gehören Mumps-, Herpes zoster-, Masern-, Influenza- und Adeno-Viren. Die Schädigungen scheinen im Endeffekt ähnliche Wirkungen zu haben wie bei der Schädigung durch Lärm.

▶ Aus psychosomatischer Sicht wird eine vorübergehende »**Abschaltreaktion**« des Ohres vermutet.

Auch hier zeigt sich, dass trotz vielfältigster Schädigungsursachen die Folgen für das Organ und dessen Reaktionsmöglichkeiten doch meist recht ähnlich sind.

Stau der Flüssigkeit im Gehörschlauch (Endolymphgeschehen)

Wiederholte Hörschwankungen im Tieftonbereich, verbunden mit einem meist brummenden, dröhnenden tiefen Tinnitus, stellen eine relativ häufige, aber wenig bekannte Sonderform dar. Hinzukommen kann ein Druck- oder Wattegefühl auf dem betroffenen Ohr. Dabei bilden so genannte »endolymphatische Schwankungen« im »Gehörschlauch« der Schnecke die organische Endstrecke dieser Erkrankung. Die Ursachen für den Tinnitus und die Hörschwankung scheinen dabei in einem unausgeglichenen An- und Abtransport der Flüssigkeit im Hörgang der Schnecke,

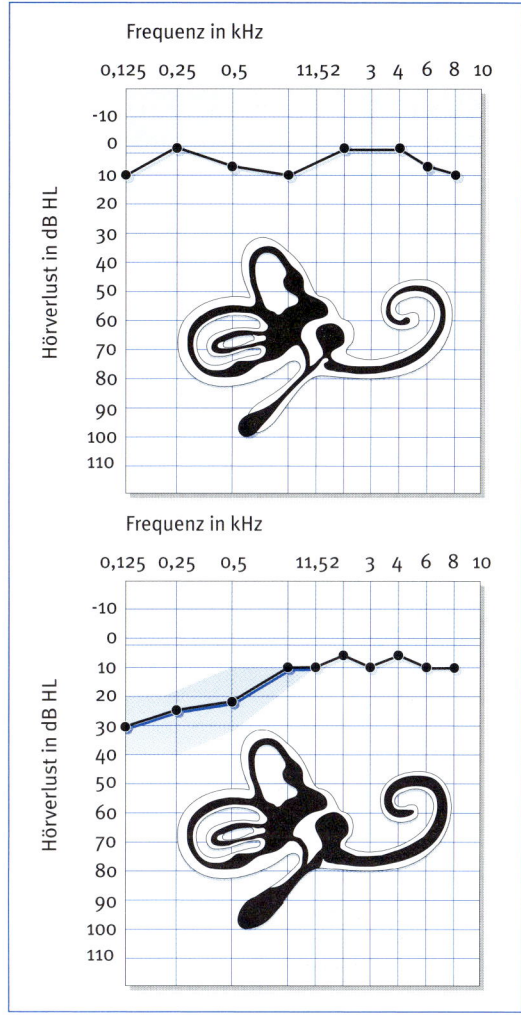

Abb. 12: Schematische Darstellung des Labyrinths, oben mit normal weiten, unten mit ausgeweiteten Endolymphgängen im Schneckenanteil. So ist oben das Hören nicht eingeschränkt, unten zeigen sich Hörverluste in den tiefen Tonbereichen und meist ein als Brummen empfundener Tinnitus.

der Endolymphe, zu liegen. Dafür scheint vor allem eine verminderte Leistung des Endolymphatischen Sacks verantwortlich zu sein.

Morbus Menière

Als wenn Ohrgeräusche und Hörverlust noch nicht genug wären, gesellt sich bei manchen Menschen – durch eine zusätzliche Erkrankung des

Gleichgewichtorgans – auch noch Schwindel, meist anfallsartig, hinzu. Dieser zeichnet sich in der Regel durch schwere, meist stundenlange Drehschwindelattacken mit Erbrechen aus. Tritt dies wiederholt oder längerfristig auf, so wird die Erkrankung nach ihrem Erstbeschreiber, dem französischen Arzt Prosper Menière, Morbus Menière genannt. Der Mechanismus, der für eine Hyperakusis verantwortlich ist, ist der gleiche wie eben beim Stau der Endolymphe beschriebene (siehe S. 40).

> ## Achtung!
>
> Beim M. Menière ist, wie an anderer Stelle ausführlich dargestellt, der Höranteil betroffen. Es ist aber nicht so, dass auf ein schwankendes Hörvermögen automatisch ein Menière folgt, sondern dieses ist im Gegenteil eher selten der Fall[1].

Medikamenten-Nebenwirkungen

▶ **Schmerzmittel mit ASS**
ASS (Acetylsalicylsäure) kann dosisabhängig und in der Regel reversibel alle Formen von Innenohrschädigungen hervorrufen. Allerdings müssen schon mehr als 3000 mg pro Tag genommen werden, um Innenohrschäden zu verursachen.

▶ **Entwässernde, harntreibende Mittel (Diuretika)**
Lasix und Etacrinsäure können in hohen Dosen, wie sie normalerweise nur in der Intensivmedizin oder bei langem Missbrauch vorkommen, das Innenohr schädigen. Dies ist nicht der Fall in der »normalen« Behandlung des Bluthochdrucks und/oder der Herzschwäche.

▶ **Anti-Malaria-Mittel: Chinin und Chinidin**
Das Chinin kann eine Hörstörung hervorrufen, vor allen Dingen, wenn es länger in hoher Dosis gegeben wird. Chinidin verursacht seltener und auch wohl wieder rückgängig zu machende Hörstörungen.

▶ **Chemotherapeutische Mittel**
Alle chemotherapeutischen Mittel können sowohl das Innenohr wie die Übertragungsstrukturen schädigen.

---

[1] Ausführlich dazu siehe Schaaf: M. Menière. 3. Auflage. Springer 2000.

Zusammenfassung

Schädigungen treten – wie oben aufgeführt – im **Innenohr** auf durch

- einen Lärmschaden, akut oder chronisch,
- einen Hörsturz,
- einen (schwankenden) Stau der Endolymphflüssigkeit (mit oder ohne M. Menière).

Oder es

- wirken auf die Ohren »giftige« Substanzen (Noxen), z.B. Alkohol, ein,
- treten Entzündungen aus dem Mittelohr ins Innenohr über,
- wenden sich Immunprozesse gegen körpereigene Strukturen,
- liegt eine Kombination dieser Faktoren vor.

Diese Faktoren können, je nach Ausprägung, die äußeren und inneren Haarzellen schädigen, was eine Schwerhörigkeit in den betroffenen Zonen (Frequenzen) zur Folge hat oder auch den sinnvollen Lautstärkeausgleich verhindert. Es kommt zu einem so genannten **fehlenden Lautheitsausgleich, dem Recruitment**. Das bedeutet: Leises wird nicht mehr gut verstanden, zu Lautes nicht ausreichend abgeschwächt. Dies beschränkt sich aber – im Gegensatz zur allgemeinen Geräuschüberempfindlichkeit und zur »Phonophobie« – auf die betroffenen Frequenzen.

Durch Training neu lernen, die Lautstärken auszugleichen

Der **fehlende Lautheitsausgleich** lässt – in der Regel und »von allein« – immer mehr nach, je mehr sich durch zunehmende Gewöhnung (Habituation) ein Ausgleich in der weiteren Hörverarbeitung einstellen kann.

Der Ausgleich erfolgt nach den bisherigen Kenntnissen aus der Neurophysiologie wahrscheinlich durch eine Umstrukturierung der zentraleren Ebene des hörverarbeitenden Systems. Das bedeutet: Die bis in das Alter lernfähigen Hirnstrukturen passen sich an und schaffen einen Ausgleich. Voraussetzung ist allerdings, dass man sich der neuen und erst einmal unangenehmen Lernsituation stellt!

Unmöglich wird das Lernen, wenn man die (zu) laut *erscheinenden* Geräusche zunehmend vermeidet. So müssen Schwerhörige nicht nur versuchen, ihre Schwerhörigkeit – oft mit Hilfe eines Hörgeräts – auszugleichen, sondern es muss auch daran gearbeitet werden, die zunächst sehr reale Geräuschüberempfindlichkeit Stück für Stück anzugehen. Dies erfordert ein zunehmend aktives Herangehen an normale Kommunikationsstrukturen und an die im weiteren Teil des Buches beschriebenen Übungen.

Hörgeräte bei Schwerhörigkeit

Schwerhörigkeit, ob mit oder ohne Geräuschüberempfindlichkeit, führt oft zu Unverständnis und zu sozialer Isolierung. Man versteht schlechter und kann sich deshalb auch nur schlechter verständlich machen. Die Folgen sind oft viele Missverständnisse und Resignation.

Eine einseitige Schwerhörigkeit kann zwar meist grob kompensiert werden, führt aber in der Regel zum Verlust des Richtungshörens, das nur beidseitig möglich ist.

Eine beidseitige Schwerhörigkeit führt zu einer verminderten Wahrnehmung, die sich auch auf das Denken auswirken kann, da Sprache und Denkleistung zu großen Teilen verknüpft sind. Deshalb spricht alles dafür, bei Schwerhörigen, deren Hörverlust den Sprachbereich ergriffen hat, eine Hörgerätversorgung zu besprechen und – wenn möglich – durchzuführen. Ein Hörgerät entlastet: Man muss sich nicht mehr so stark konzentrieren, um etwa Unterhaltungen folgen zu können. Ein eventuell vorhandenes Grundrauschen im Hörgerät ist dabei sogar gewünscht. Als völlig bedeutungsloses Geräusch fördert es die Gewöhnung (Habituation), wie im nächsten Kapitel ausführlich dargestellt.

Kriterien für das passende Hörgerät

Ein Hörgerät sollte angepasst werden, wenn der Hörabfall bei mindestens zwei Frequenzen zwischen 500 und 3000 Hz über 30 dB liegt oder auch schon, wenn der Hörverlust bei 2000 Hz 30 dB übersteigt.

Als zusätzliche Untersuchung ist eine so genannte Sprachprüfung erforderlich (siehe Kapitel 4). Liegt das Sprachverständnis bei 65 dB unter 70–80 Prozent, so ist eine Hörgerätversorgung sinnvoll.

Info

Wenn der Hörabfall bei zwei Frequenzen zwischen 500 und 3000 Hz größer als 30 dB ausfällt oder auch schon, wenn der Hörverlust bei 2000 Hz 30 dB übersteigt, sollte ein Hörgerät versucht werden.

Dennoch haben viele Menschen Vorbehalte gegen Hörgeräte. Das größte Vorurteil ist oft die Vorstellung, dass man mit einem Hörgerät »dumm«

aussieht. Dies rührt aus der Zeit, da die Schwerhörigen sich tatsächlich wegen ihrer Schwerhörigkeit nicht so entwickeln konnten wie Normalhörige. Heute wissen wir, dass schwerhörig oder taub geborene Menschen keineswegs weniger intelligent sind. Sie benötigen aber eine angemessene und rechtzeitige Förderung. Diese besteht unter anderem aus einer ausreichenden Versorgung mit Hörhilfen und Hörimplantaten und/oder Erlernung der Gebärdensprache.

Dumm ist heute, wer nichts gegen die Schwerhörigkeit tut!

»Schöner« werden Schwerhörige durch Hörgeräte auch: Es entfällt das oft sehr konzentrierte Zuhören, das so manche Falte und viel Stirnrunzeln nach sich zieht. Inzwischen tragen auch viele Prominente offen ihre Hörgeräte. Dazu gehört Bill Clinton, der sich in seiner Studentenzeit einen deutlichen Hochtonschaden zugezogen hat.

Dennoch ist das Hörgerät allein keine Wunderwaffe: Es muss individuell und kompetent angepasst werden. Das Wichtigste ist aber: Es muss getragen und der Gebrauch und Umgang damit geübt werden. Dies kann schon einmal einige Wochen Gewöhnung unter Anleitung des Akustikers und des Arztes in Anspruch nehmen. In der Klinik führen wir sogar ein spezielles Hör- und Geräuschtraining durch. Und: Es lohnt sich!

Extra: Geräuschüberempfindlichkeit und Tinnitus

Eine Wurzel – zwei unterschiedliche Erkrankungen

Als Tinnitus werden alle Hör-Wahrnehmungen bezeichnet, die nicht durch Laute von Außen bedingt sind. Aus diagnostischer und therapeutischer Sicht ist es wichtig, den Tinnitus als Höreindruck zu unterscheiden von dem darauf möglicherweise resultierenden Leiden am Tinnitus.

Menschen, die von Ohrgeräuschen (Tinnitus) betroffen sind, berichten auch oft über eine zusätzliche Geräuschüberempfindlichkeit. Von den Tinnitus-Patienten, die wir in der Tinnitus-Klinik Bad Arolsen sehen, sind fast 30 Prozent mehr oder weniger ausgeprägt von Hyperakusis betroffen.

Wichtig zu wissen ist, dass Tinnitus – ebenso wie die Hyperakusis – immer ein Symptom, ein Zeichen einer Veränderung im so genannten hörverarbeitenden System ist. Sie sind nie die Krankheit selbst!

Wichtig zu wissen ist auch, dass nicht der Tinnitus die Ursache für die Geräuschüberempfindlichkeit ist und umgekehrt auch nicht die Geräuschüberempfindlichkeit die Ursache für den Tinnitus. Beide können sich aus der gleichen Schädigung im Hörsystem entwickeln und dann einzeln oder gemeinsam auftreten.

Aber auch bei gesunden Menschen ist – von Geburt an – ein Ohrgeräusch vorhanden. Es wird meist nur nicht als solches wahrgenommen. Setzen sich Menschen etwa in einer schalldichten Kammer absoluter Stille aus, so entsteht innerhalb kurzer Zeit ein akustischer Eindruck. Das liegt daran, dass das Innenohr wegen seiner ständig aktiven Sinneszellen seit der Geburt ein sehr lauter Ort ist. Vergleichbar ist dies mit einer Stereo-Anlage, die beim Einschalten des Stroms ein durchaus hörbares, meist leises Grundrauschen hat. In der Regel werden beide Grundmuster im hörverarbeitenden System als Ruhe gedeutet und überhört.

Wenn sich aber in der Hörwahrnehmung etwas ändert, kann diese Änderung als Tinnitus empfunden werden. Meist entsteht diese Änderung des Grundmusters durch einen mehr oder weniger schweren Schaden im Innenohr. Sind die Änderungen nur klein, wie bei leichten oder langsam hinzugekommenen Hörverlusten, ermöglichen es meistens zahlreiche Hör-Filter, die Wahrnehmung dieser Änderungen wegzufiltern und nicht ins Bewusstsein gelangen zu lassen.

Ebenso kann es ohne organische Veränderung, bei bestem Hörvermögen, zu einer Senkung der Wahrnehmungsschwelle für das ganz normale Grundrauschen kommen. Dies ist z. B. möglich, wenn die inneren »Hörfilter« geschwächt oder aufgebraucht sind, wenn wir nach Arbeitsüberlastung »ent«nervt sind oder zu viel Stress »um die Ohren« hatten.

Wie kommt es zum Leiden am Tinnitus? Das ABC der Hörwahrnehmung

Wie im 1. Kapitel ausgeführt, erfordern in der Regel unbekannte und meist negativ bewertete neue Hör-Eindrücke viel Aufmerksamkeit. Die Reaktionen darauf sind unterschiedlich, manche aber verstärkend. Der Kreislauf der Tinnitus-Verstärkung ist ähnlich dem der Geräuschüberempfindlichkeit.

Daher ist die Information und Aufklärung über den Tinnitus und das Sich-vertraut-Machen eine wichtige Grundlage, um den Kreislauf beenden zu können.

Abb. 13: Bleibt ein Tinnitus für Betroffene nicht »zu fassen« und wird er als nicht zu bewältigen erlebt, kann er als mit Gefahr und Angst behafteter Höreindruck weitere Aufmerksamkeit mit zunehmend nervöser Unruhe bis zu Schlaflosigkeit und depressiven Störungen nach sich ziehen. Dabei stellen sich Reaktionen ein, in denen sich viele Anteile des Musters Angriff oder Flucht oder Totstellen wiederfinden lassen.

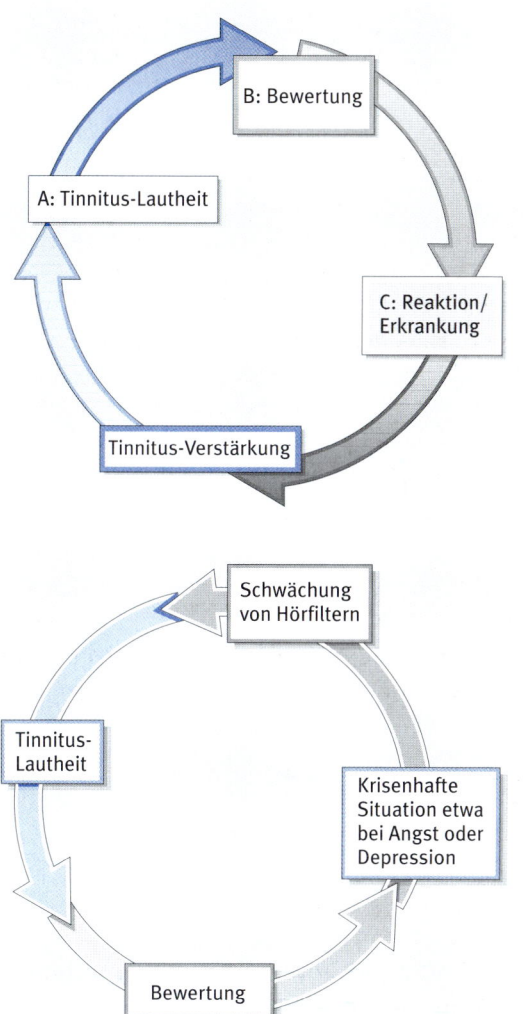

B: Bewertung

A: Tinnitus-Lautheit

C: Reaktion/ Erkrankung

Tinnitus-Verstärkung

Abb. 14: Auch krisenhafte Situationen wie etwa der Verlust des Partners, des Arbeitsplatzes, der Gesundheit oder nicht lösbar erscheinende Konflikte können die Hörfilter außer Funktion setzen, sodass ein Tinnitus wahrgenommen wird. Dieser kann dann zu den gleichen Reaktionen führen, wie sie bei Abb. 13 beschrieben sind.

Schwächung von Hörfiltern

Tinnitus-Lautheit

Krisenhafte Situation etwa bei Angst oder Depression

Bewertung

Wenn aber der Tinnitus – ohne Veränderung der Hörsituation – in einer krisenhaften Situation in die Wahrnehmung rückt, vermuten wir als Ursache der verstärkten Tinnitus-Wahrnehmung eine Schwächung der Hörfilter.

In beiden Fällen entsteht ein Kreislauf mit sich verstärkenden Elementen, die Energien und Ressourcen des Gesamtorganismus benötigen und verbrauchen!

- Der Tinnitus verstärkt die zunehmend krankhaft werdenden Reaktionen, die zunehmende psychische Not verstärkt die Tinnitus-Lautheit.
- Erfolgt kein bewusster oder unbewusster Stopp, kann dies – konsequent weitergedacht und beobachtet – in einer totalen Erschöpfung enden.

In beiden Fällen dient der Ab- und Aufklärung ein – möglicherweise wiederholtes – Gespräch mit einem kundigen Experten. Auch existieren inzwischen einige gute Selbsthilfebücher zu diesem Zweck (siehe Schaaf u. Hesse bei Midena und Biesinger bei TRIAS).

Nicht zuletzt könnte spätestens hier der Kontakt zur Deutschen Tinnitus-Liga, Postfach 349, 42353 Wuppertal, (0202/24 65 20) aufgenommen werden, die über Selbsthilfegruppen informiert und Basisinformationen zur Verfügung stellt.

Im Zentrum der Hörverarbeitung

Zentrale Formen

Geräuschüberempfindlichkeit kann auch im Zentralnervensystem durch eine Schädigung oder Überreizung der Hörfasern hervorgerufen werden. Geschädigt werden die Nerven etwa durch Tumore, Entzündungen oder die Multiple Sklerose. Wenn dabei das Symptom Geräuschüberempfindlichkeit auftritt, so sind meist hemmende Nerven betroffen. So sei daran erinnert, dass wir »normalerweise« nur 5 % aller von außen kommenden akustischen Reize wahrnehmen, der größte Teil wird unterdrückt.

Ist diese Unterdrückung vorübergehend etwa durch zentral wirksame Substanzen (siehe unten), eine Migräne-Attacke oder einen epileptischen Anfall oder dauerhaft etwa durch Tumore gestört, kann es zu einer »Überflutung« von sonst unterdrückten Geräuschen kommen.

Multiple Sklerose

Die multiple Sklerose kann als Sonderform einer – möglicherweise entzündlichen – Veränderung des Nervensystems gesehen werden. Charakteristisch ist ein »buntes Bild« von Funktionsstörungen wie auch eine Geräuschüberempfindlichkeit, die auch nur vorübergehend auftreten kann.

Die Kernspintomographie und/oder eine Untersuchung der Hirnflüssigkeit können meistens die Diagnose sichern.

Migräne

Bei einer Migräne denkt man zunächst nur an Kopfschmerzen. Tatsächlich sind für eine Migräne attackenweise halbseitige, manchmal auch beidseitige Kopfschmerzen typisch. Gerade aber vor einem Anfall kann eine Geräuschüberempfindlichkeit als ein frühes Warnsignal »Alarm« geben.

Die Migräne gehört zu der am meisten verbreiteten Kopfschmerzart. Typischerweise verursacht sie einen überwiegend einseitigen, pochenden, langsam zunehmenden und länger andauernden Schmerz (4 Stunden bis 3 Tage). Hinzukommen können Übelkeit und/oder Erbrechen, Durchfall und vermehrter Harndrang. Im Anfall ist die Wahrnehmung von Licht und Geruch, aber auch von Geräuschen und erst recht Lärm unangenehm gesteigert.

In der Migräne-Aura kommt es meistens zum Flimmersehen (oder vorübergehenden Sehausfällen) vor beiden Augen, die typischerweise in der Mitte des Sehfeldes beginnen. Sie halten etwa 30 Minuten an, können aber auch selten bis zu einer kurzzeitigen weitgehenden Erblindung gehen. In der Aura wird aber auch eine veränderte Wahrnehmung von Sehen, Fühlen, Riechen, eine verwaschene Sprache, Muskelschwäche, Schwindel oder eine Veränderung des Hörens im Sinne der Geräuschüberempfindlichkeit wahrgenommen.

Typischerweise vergehen zwischen dem Auftreten dieser Beschwerden und dem Einsetzen des Migränekopfschmerzes 10–30 Minuten. Dies kann praktische Bedeutung bekommen, wenn diese Symptome regelmäßig vor Beginn des eigentlichen Migräne-Ereignisses auftreten.

Den Beginn der Migräneattacke bildet eine Irritation schmerzvermittelnder Nervenzellen im Gehirn. Dies kann ausgelöst werden – nach Diener[2] – durch bestimmte Anstöße, z.B.:

• bei Stress, Überanstrengung oder in der Entlastung,
• durch orale Antikonzeptiva (»Pille«),

---

[2] Hans-Christoph Diener: Migräne. Ein Buch mit sieben Siegeln? 100 Fragen und 100 Antworten. 2. überarb. Aufl. 2001
 und http://www.neurologie.uni-goettingen.de info/infos.htm

- bei Überspringen oder Verschieben von Mahlzeiten (auch durch zu langes Schlafen am Wochenende), einseitiger oder unzureichender Ernährung,
- durch Stimulanzien (Koffein, Methylphenidat, Pemolin),
- einem Übermaß an Hitze, Kälte, Geräuschen, Licht und Geruchswahrnehmungen,
- Kopf/Nackenschmerzen durch Augen-, Nasennebenhöhlen-, Zahn- und Gebisserkrankungen.

Durch die Irritation der schmerzvermittelnden Nervenzellen kommt es im Bereich der Hirnhautgefäße zu einer Gefäßerweiterung mit Flüssigkeitsansammlung (Ödembildung), was die Migräneschmerzen auslöst und aufrecht erhält.

Ebenfalls kann es dabei zu **vorübergehenden** Funktionsstörungen neuronaler Funktionen kommen, die für die teilweise den Migräne-Attacken vorangehenden Ausfällen wie Sehstörungen (Flimmern und Schleiersehen, Lichtblitze und Gesichtsfeldeinschränkungen) und Kribbelmissempfindungen und wohl auch Hyperakusis als Beeinträchtigung hemmender Synapsen verantwortlich sind.

Behandlung der Migräne-Symptome

Die Migräneentstehung und -belastung lässt sich – lesenswert bei Diener ausgeführt – durch vier prinzipielle Behandlungsmöglichkeiten mindern:

1. Vermeidung von Auslösern – soweit dies möglich und tatsächlich erfolgreich ist,
2. nichtmedikamentöse Attackenbehandlung wie Entspannungs- oder Stressbewältigungstraining, Massage der Schläfenarterien oder Auflegen von Eisbeuteln auf die besonders schmerzhaften Schädelpartien,
3. medikamentöse Attackenbehandlung,
4. vorbeugende medikamentöse Attackenvermeidung.

Hinsichtlich der Medikation ist ein stufenweises Vorgehen, bei dem zunehmend wirksamere, aber auch nebenwirkungsträchtigere Medikamente eingesetzt werden.

Epilepsie

Epilepsien sind häufige chronische Erkrankungen des Zentralnervensystems. Julius Caesar, Berlioz, Paganini, van Gogh, Helmholtz oder Dostojewski waren von ihr betroffen, ebenso wie heutzutage etwa 0,5 Prozent aller Menschen.

Grundsätzlich beruhen epileptische Anfälle auf einer plötzlichen, zeitgleichen Erregbarkeitssteigerung mehr oder weniger eng umschriebener Neurone. Die Symptomatik hängt von der Größe des betroffenen Neuronenverbandes und seiner Lokalisation ab.

In Frage kommen in ihrem Ausmaß sehr variable, noch während der Schwangerschaft, häufiger während der oder kurz nach der Geburt erworbene Hirnschädigungen. Diese können verursacht sein durch: komplizierte Fieberkrämpfe, Hirnschädigungen nach Hirnhaut- und Gehirnentzündungen (Meningitis, Enzephalitis), gutartige und bösartige Gehirntumoren, Gefäßmissbildungen im Gehirn, Hirnschädigungen nach Schlaganfällen und vieles mehr.

Von einer Epilepsie als Erkrankung spricht man, wenn gesichert mindestens zwei spontane epileptische Anfälle abgelaufen sind, also nicht durch äußere Umstände erklärbare epileptische Anfälle eine unzweifelhafte Wiederholungsneigung haben.

Speziell bei so genannten auf bestimmte Areale begrenzte fokale Anfälle kommt es zu Missempfindungen wie Kribbeln oder Ameisenlaufen (so genannte Parästhesien). Ursprungsort im Gehirn ist die primäre sensible Hirnrinde. Neben den **optischen Empfindungen** finden sich auch **auditive Symptome** wie Hörwahrnehmung oder Hörverzerrungen. Sie gehen von der Hörregion im so genannten Temporallappen (Seitenlappen) aus. Sie bestehen überwiegend aus akustischen Wahrnehmungsstörungen wie Pfeifen oder Quietschen.

Bei zentral wirksamen Medikamenten

Alle Psychopharmaka und Drogen können den Stoffwechsel der Botenstoffe im Gehirn beeinflussen. So ist auch bei diesen mit Veränderungen der Lautheitswahrnehmung zu rechnen.

Beruhigende (sedierende) Medikamente wie Valiumstoffe (Diazepame), Marihuana, Morphium und Heroin werden dabei Lautheitsempfindungen eher abschwächen. Erregende, »aufputschende« Medikamente wie Amphetamine, Ecstasy, Kokain u.ä. setzen die Empfindlichkeitsschwelle herab.

Alkohol hebt zuerst Hemmungen auf und stimuliert. Dann dämpft er meist unangenehm. So erfolgt ein Wechsel zwischen Überempfindlichkeit und Abschwächung, was sich in der Ausnüchterungsphase deutlich als Geräuschüberempfindlichkeit beobachten lässt.

Angst- und Depressions-Erkrankungen

Anders als vor äußeren Bedrohungen kann man seelischen Anspannungen und Angstgefühlen nicht einfach entfliehen. Dass sich in diesem Zustand das angestrengte »Lauschen« und die Sensibilität für Höreindrücke verselbstständigt, hat Sigmund Freud schon 1892 als *Gehörhyperästhesie*, als Symptom bei Angsterkrankungen beschrieben.

Nun gehören Angststörungen und Depressionen zu den verbreitetsten seelischen Erkrankungen unserer Zeit. Man schätzt, dass jeder Fünfte zumindestens einmal im Leben ernsthaft betroffen ist. Ca. 5 % der bundesdeutschen Bevölkerung sind davon sogar länger betroffen. So tragen viele eine Angst in und mit sich, der sie tagtäglich ausgeliefert sind. Diese Angst bleibt teilweise oder meistens überwiegend unverstanden, da die Seele »nicht sprechen« kann. So zeigt sie ihr Leiden oft in körperlich empfundenen Beschwerden. Damit bekommt sie zumindest schon einmal »eine Adresse« und wird »als Aufschrei der Seele« nach außen getragen.

Dies kann sich ausdrücken in:

- nervöser Unruhe
- Schlaflosigkeit
- Schwitzen
- Herzklopfen
- Druck im Kopf

- Magenschmerzen
- Schwindel
- Tinnitus
- **und einer Geräusch – ÜBER – Empfindlichkeit**

Die Gefahr bei dieser Ausdrucksform der seelischen Not besteht allerdings darin, dass der Schrei nach Hilfe auf die körperlich empfundene Komponente beschränkt bleibt. Es folgen zu oft rein medizinische Maßnahmen, die die Not aber nicht beenden, sondern oft noch erweitern können.

Aber es reicht nicht aus, allein auf die Psychotherapie zu verweisen. So muss hier ein verständnisvolles medizinisches Bemühen mit der seelischen Bearbeitung Hand in Hand gehen.

Wenn die Seele überquillt: Psychosen

»Psychosen« sind Krankheitsbilder, »bei denen die Beeinträchtigung der seelischen Funktionen ein so großes Ausmaß erreicht hat, dass dadurch

Einsicht und die Fähigkeit, einigen der üblichen Lebensanforderungen zu entsprechen oder der Realitätsbezug erheblich gestört ist« (Ebert 1995). Das »Gebrechen« äußert sich oft in Veränderungen des Denkens, des Fühlens und des Antriebs.

Solche seelischen Überflutungen gehen oft einher mit einer generellen »Dünnhäutigkeit« gegenüber Kränkungen und entsprechender Heftigkeit in ihren Reaktionen. Die Geräuschüberempfindlichkeit **kann** auch hier ein sehr frühes Zeichen sein, bei der die Angst vor dem »Unbegreiflichen« und »Unerhörten« deutlich ist (Finzen 1993).

> ## Aber Achtung
>
> Eine Geräuschüberempfindlichkeit ist nicht automatisch der Beginn des »Verrücktwerdens«, auch wenn dies oft befürchtet wird. Was aber viele nicht wissen: Auch die meisten Psychosen können von einer fachgerechten psychiatrischen Behandlung profitieren.

Ein weiterer Krankheitsverlauf

Wie sich eine Geräuschüberempfindlichkeit aus dem Zusammenwirken von seelischen Gründen und Stressbelastung entwickeln kann, haben Sie schon im Fallbeispiel in Kapitel 1 gelesen. Dabei hatte ein Zusammentreffen einiger »ganz normaler« Lebensentwicklungen dennoch zu einer Erkrankung geführt.

Wenn aber eine ähnliche Problematik auf einen Menschen trifft, der schon früh gelernt hat, dass »Funktionieren vor Gesundheit zu gehen hat«, wird der Verlauf schon schwieriger. Das ist zum Beispiel bei einer Arbeitseinstellung der Fall, die sicherlich von den meisten Arbeitgebern sehr geschätzt wird und sozial hochgradig erwünscht ist und die lauten könnte: »Ich muss meine Aufgaben erledigen, sobald sie anfallen und ich darf erst gehen, wenn ich fertig bin.«

Aufgrund dieser Arbeitshaltung kann man in eine Situation geraten, die überfordern muss. Obwohl für Außenstehende offensichtlich, ist die daraus sich ergebende Über-Lastung mit den Einstellungen sich selbst gegenüber(!) nicht zu vereinbaren. Dies führt zunehmend zu verzweifelteren Versuchen, **dennoch** die anfallenden und liegen gebliebenen Aufgaben zu erledigen, ohne etwas abzugeben oder gar zu widersprechen.

Der Preis ist meist der Rückzug von immer mehr »zeitraubenden« Kontakten mit anderen Menschen. In diesem Teufelskreislauf von Überforderung auf der einen Seite und Rückzug auf der anderen, bleiben für Erholung immer weniger Ressourcen. Eine solche »entnervende Situation« kann sich – individuell unterschiedlich – z.B. in einem Magengeschwür ausdrücken; sie kann sich aber auch mindernd auf die Hörfilterfunktionen auswirken. Dann zeigt sich als Zeichen der für den Betroffenen bewusst nicht mehr zu steuernden Überforderung eine zunehmende Geräuschüberempfindlichkeit.

Wird jetzt nicht die Ursache, sondern »nur« das Zeichen wahrgenommen, verstärkt dies den Kreislauf, in dessen Folge immer mehr Geräusche vermieden werden.

Wenn hier eine objektive Überforderung auf eine subjektive Schwäche trifft, die eigenen Grenzen nicht nur zu erkennen, sondern auch einzuhalten, ist manchmal ein anderes Vorgehen als im Einleitungsbeispiel nötig.

Fallbeispiel

Tigerkralle & Drosselbart

Die meisten seelischen Erkrankungen liegen, wie oben beschrieben, in der Arbeitswelt oder, wie jetzt vorgestellt, im privaten Beziehungsgefüge. Meistens hat das Eine Auswirkung auf das Andere; richtig schwierig wird es, wenn auf beiden Seiten mehr Probleme als Lösungen bestehen.

So kam eine 40-jährige Frau, hochgradig angespannt und Spannung verbreitend in unsere Behandlung. Gequält und im Stakkato klagt sie über Tinnitus, mehr aber über ihre Geräuschüberempfindlichkeit. Sie könne »das Gras wachsen hören«, erschrecke aber oft darüber. Mehr könne sie jetzt nicht sagen.

In den Hörbefunden zeigt sich ein exzellentes Hörvermögen, das weit besser ist als bei dem Alter der Patientin zu erwarten. Dafür hat sie aber eine deutlich nach oben verschobene Empfindlichkeitsschwelle. Sie arbeitet in einem anstrengenden Beruf, hat aber eigentlich viel Ausgleich auch im sportlichen Bereich. Sie ist kinderlos und wie sie sagt, gut verheiratet.

Nach zwei Wochen zeigten sich vorsichtige Fortschritte, vor allem in der Hörtherapie, was sich auch in der deutlichen Absenkung der Geräuschüberempfindlichkeitsschwelle zeigte. Auch schien sie zunehmend mehr zu schlafen und wirkte ausgeruhter. So kam der jähe Einbruch ebenso schlagartig wie überraschend und war begleitet von einer Panikattacke über zwei Stunden. Dabei breitete sich dann wie eine Lawine »das ganze Drama« der Patientin aus.

Sie hatte ihren Lebensalltag so organisiert, dass sie erst spät nach der Arbeit nach Hause kam, so dass sie möglichst wenig Berührungsfläche mit ihrem Ehemann hatte.

Sie wagte es aber nicht, auf einer eigenen Schlafstätte zu bestehen, obwohl sie nachts davor Angst hatte, dass ihr Mann, dem sie dies natürlich nicht sagen konnte, über sie herfalle, »obwohl dies real so noch nie passiert sei«. Da sie sich »keine Blöße geben« wolle, müsse sie nachts auch im Schlaf auf der Lauer sein, dass er sie ja »in Ruhe lasse«. Sie sei mehr oder weniger bewusst darauf getrimmt, auch noch die kleinsten Veränderungen und Regungen mitzubekommen, um nicht »überwältigt« zu sein.

Auf die Frage, was sie denn daran hindere, für mehr räumliche Trennung, klarere Strukturen oder gar separate Wege zu sorgen, erwiderte sie tränenüberströmt, dass sie nicht noch einen – und schon gar nicht diesen – Mann hätte »in die Wüste schicken« wollen. Sie habe sich vorgenommen, mit ihm zusammen zu bleiben, »bis der Tod uns scheidet«, auch um es allen zu zeigen, die nicht mehr daran geglaubt haben, dass sie je überhaupt eine Beziehung leben könne. Mit allen Männern vor ihm sei es schief gegangen und immerhin bemühe er sich doch so, auch wenn sie ihn eigentlich oft nicht mehr sehen und schon gar nicht mehr spüren wolle.

Dies hat offenbar lange Zeit gut funktionieren können. Es wurde aber immer durchschaubarer und hat viele Kräfte gekostet. So war die Patientin am Ende so entnervt, dass dadurch allein das Symptom der Geräuschüberempfindlichkeit erklärbar ist. Dies musste un-bewusst und damit »ohne Worte« bleiben. Typisch ist bei entsprechend tiefem psychischen Konflikt, dass sich das »ganze Drama« erst zeigen darf, wenn ein entsprechendes Vertrauen in die Therapeuten aufgebaut werden kann.

Spannend war aber auch, die andere Seite des Problems kennen zu lernen. Dies wurde nach einem Paargespräch möglich. Dabei zeigte sich der Ehepartner als ein hochgradig sensibler, ebenfalls erfolgsgewöhnter, aber auch enttäuschter und teilweise in dieser Enttäuschung ärgerlich gewordener Ehemann.

In dieser Version zeigte sich das nächtliche Drama mehr als »ein vorsichtiges Herankuscheln«, wenn seine Frau für ihn überhaupt einmal »greifbar« wurde. Früher, als sie sich noch öfters gesehen haben, habe er öfters verzweifelt zwischen dem Hin und Her von Wollen und Nicht-wollen gelitten. Dies habe ihn sehr durcheinander gebracht und auch oft sehr ärgerlich gemacht, trotz seiner großen Liebe zu ihr.

So zeigte sich, dass ein großer Teil der von der Patientin befürchteten Belagerung überwiegend in der Phantasie stattfand und überwiegend durch die früh erlebte Grundangst erklärt wurde.

So konnte immerhin ein Einstieg geschaffen werden

- zur Abmilderung des Symptoms,
- zu einem veränderten Erleben,
- und im Ansatz zu einem anderen Verhalten mit der Chance der erweiterten Möglichkeiten.

Und wenn sie nicht gestorben sind … so entpuppt er sich vielleicht doch noch als der König Drosselbart.

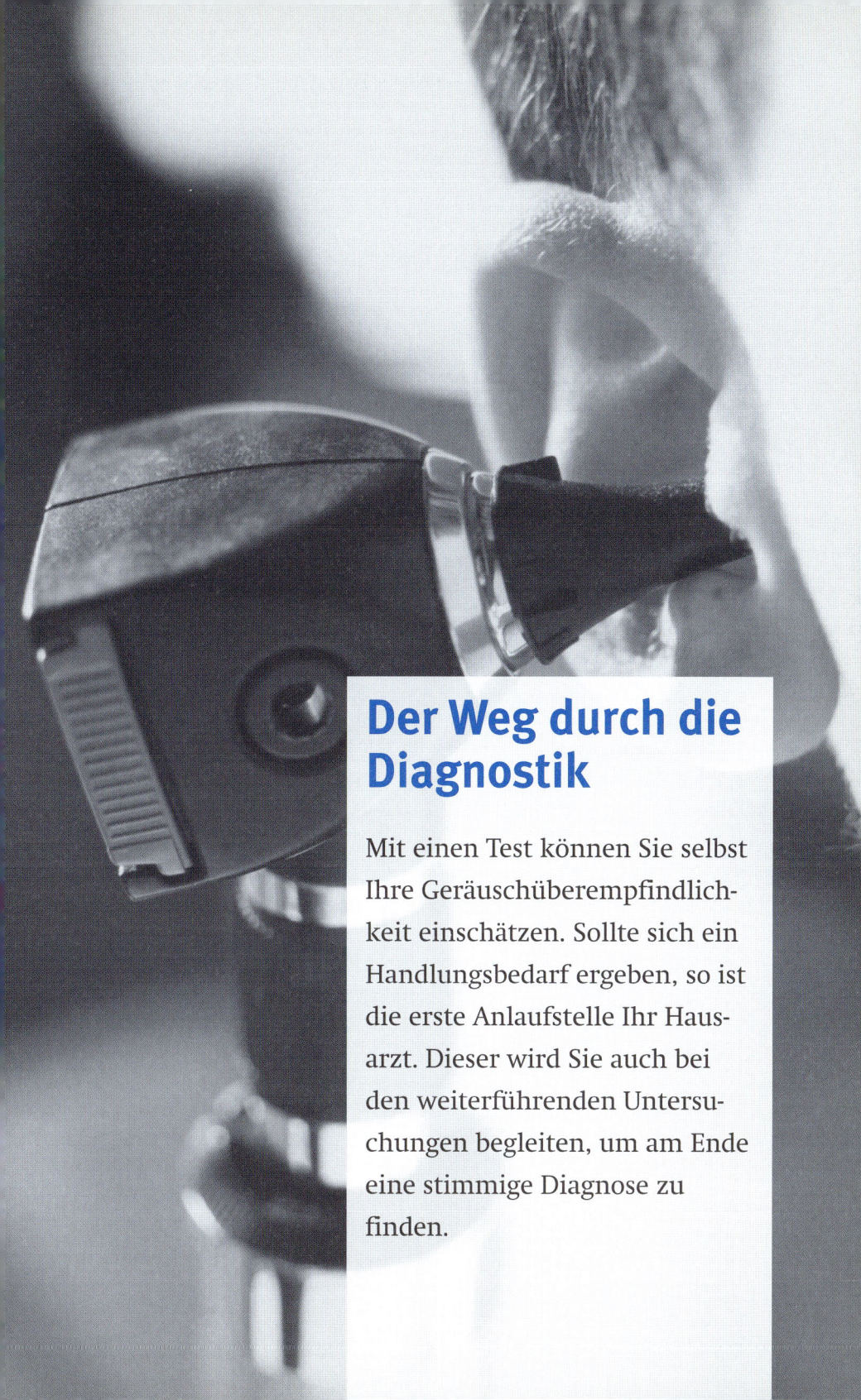

Der Weg durch die Diagnostik

Mit einen Test können Sie selbst Ihre Geräuschüberempfindlichkeit einschätzen. Sollte sich ein Handlungsbedarf ergeben, so ist die erste Anlaufstelle Ihr Hausarzt. Dieser wird Sie auch bei den weiterführenden Untersuchungen begleiten, um am Ende eine stimmige Diagnose zu finden.

Ein Geräuschüberempfindlichkeits-Fragebogen mit Anleitung für Patienten

Die Grenze zwischen Empfänglichkeit, Empfindlichkeit und Überempfindlichkeit ist manchmal klein. Der nun folgende Test gibt Ihnen die Möglichkeit, anhand von 10 Fragen selbst herauszufinden, wie sehr Sie die Geräuschüberempfindlichkeit einschränkt oder belastet.

Lesen Sie sich bitte dazu sorgfältig die gestellten Fragen durch und beantworten Sie diese mit »dies stimmt für mich nicht«, »dies stimmt für mich manchmal«, »dies stimmt für mich oft« oder »dies stimmt für mich immer«. Bitte kreuzen Sie dann für jede Aussage nur eine Antwort an. Falls Sie im Zweifel sind, wählen Sie bitte die am meisten zutreffende Antwort.

Nachdem Sie alle 10 Fragen beantwortet haben, zählen Sie bitte, wie oft Sie a), b), c) oder d) angekreuzt haben.

Bitte lesen Sie danach die für Sie zutreffende Anleitung.

Dieser Test ist ein Selbstbewertungstest und ersetzt natürlich weder das ärztliche Gespräch, noch die im weiteren nun eventuell für Sie notwendig werdenden Untersuchungsmaßnahmen. Er kann Ihnen aber helfen, selbst einzuschätzen, wie sehr Handlungsbedarf gegeben ist und wie weit Sie sich auf Ihre schon vorhandenen Fähigkeiten verlassen können.

Der Test ist analog entwickelt worden zu einem für medizinisch/psychotherapeutische Zwecke erprobten Fragebogen mit insgesamt 15 Antworten. Dieser wird zu wissenschaftlichen Untersuchungen genutzt werden und soll in Zukunft auch mehr Klarheit in Richtung Auftreten der Symptome, Ernsthaftigkeit der Symptome und Behandlungserfolgen liefern können.

▶ Wenn Sie **überwiegend A und B** angekreuzt haben, können Sie schon durch das Lesen dieses Buches profitieren, um dieses Symptom anzugehen. Suchen Sie sich aus den Übungen die für Sie am nützlichsten oder angenehmsten heraus, damit Sie Ihre Hörfilter wieder ganz in Einklang mit den Ansprüchen des Lebens bringen können.

▶ Wenn Sie **überwiegend B und C** angekreuzt haben, besteht wohl eine »verbesserungsfähige« Geräuschüberempfindlichkeit, wenn keine – durch einen Arzt – abklärungsbedürftige organische Erkrankung dahintersteht. Sie können von den hörtherapeutischen Übungen profitieren, wobei Ihre Symptomatik dann mit großer Wahrscheinlichkeit nachlassen wird.

	stimmt nicht	stimmt manchmal	stimmt oft	stimmt immer
	A	**B**	**C**	**D**
1. Geräusche, die mich früher nicht gestört haben, machen mir jetzt Angst.	☐	☐	☐	☐
2. Ich mache mir Sorgen, dass es mir nie gelingen wird, mich an die lauten/unangenehmen Geräusche zu gewöhnen.	☐	☐	☐	☐
3. Durch meine Geräuschüberempfindlichkeit gibt es Spannungen mit meinem Partner/in, meiner Familie.	☐	☐	☐	☐
4. Bestimmte Geräusche muss ich meiden.	☐	☐	☐	☐
5. Wenn viele Geräusche um mich herum sind, verstehe ich gar nichts mehr.	☐	☐	☐	☐
6. Ich ärgere mich über Geräusche, die mir zu laut/unangenehm sind.	☐	☐	☐	☐
7. Ich glaube, ich werde den Alltag nicht bewältigen können, wenn die Geräuschüberempfindlichkeit so schlimm bleibt.	☐	☐	☐	☐
8. Bei lauten/unangenehmen Geräuschen ziehe ich mich sofort zurück.	☐	☐	☐	☐
9. Ich habe Angst, dass laute/unangenehme Geräusche mein Gehör schädigen.	☐	☐	☐	☐
10. Seit ich geräuschüberempfindlich bin, ist Musik für mich kein Genuss mehr.	☐	☐	☐	☐
Nach dem Original aus M. Nelting, Thieme 2002				

▶ Wenn Sie **überwiegend C und D** angekreuzt haben, scheint Ihre Geräuschüberempfindlichkeit sehr behandlungsbedürftig. Es ist auf jeden Fall wichtig, mit einem Arzt Rücksprache zu nehmen. Wahrscheinlich würden Sie außer von den hörtherapeutischen Übungen auch von einer psychotherapeutischen Unterstützung profitieren. Möglicherweise macht dies auch einen Aufenthalt in einer psychosomatischen Klinik mit erfahrenen Hörtherapeuten notwendig. Hier können Ihnen dann Ärzte, Psychotherapeuten und Hörtherapeuten gemeinsam helfen.

Anlaufstelle Hausarzt

Eine genaue Untersuchung und eine gute Diagnose ist der Ausgangspunkt jeder sinnvollen Therapie. Dann lässt sich meist Auskunft darüber geben, an welcher Stelle das Geschehen seinen Anfang genommen hat. Dabei geht es darum – oft über das rein Medizinische hinaus – die Bedeutung und die Auswirkungen der Geräuschempfindlichkeit so einzuschätzen, dass eine dem Betroffenen angemessene Therapie eingeleitet werden kann. Im Einzelnen sollen nun die Untersuchungsansätze vorgestellt werden.

Beschwerden führen im Allgemeinem zum Hausarzt. Das ist gut und sinnvoll, wenn dies der Arzt Ihres Vertrauens ist. Der Hausarzt kennt Ihre Lebensumstände und Ihre bisherigen Erkrankungen am besten. So wird er einschätzen können, inwieweit er Ihnen helfen kann und ob er gegebenenfalls die zusätzliche Hilfe eines Facharztes benötigt.

Zuhören und Fragen: die Krankengeschichte

Die Grundlage für die Diagnose ist eine gründliche Erhebung der Krankengeschichte. Dazu gehört die Frage nach den Umständen des organischen Beschwerdebildes und seiner Begleitsymptome (Schwerhörigkeit, Hörverlust, Schwindel usw.).

Fragen, die der Arzt stellt

- Seit wann sind Sie geräuschempfindlich?
- Können Sie die Art der Geräuschüberempfindlichkeit genau beschreiben?
- Ist ein Druck auf den Ohren hinzugekommen?
- Ist bei Ihnen Unwohlsein oder Schwindel aufgetreten?

Wenn ja, können Sie dieses Unwohlsein oder den Schwindel genauer beschreiben?

- Haben Sie das Gefühl, dass sich auch Ihr Hörvermögen verändert hat?
- Können Sie die Begleitumstände schildern?
- Ist vorher etwas Besonderes aufgetreten?
- Ist Ihnen ein Lärmereignis bekannt?
- Müssen Sie dauerhaft unter Lärm arbeiten?
- Wissen Sie, wie laut der Lärm einzuschätzen ist
  (vergleichen Sie die Lautstärken-Tabelle)?
- Was genau bewirkt die Geräuschüberempfindlichkeit jetzt?
  Schildern Sie dies in eigenen Worten.
- Was davon besteht seit Auftreten der Geräuschüberempfindlichkeit?
- Was kennen Sie auch schon vorher ohne Auftreten der Geräusch-
  überempfindlichkeit?

Die Hals-Nasen-Ohrenärztliche Untersuchung

Der HNO-Arzt untersucht den Hals-Nasen-Ohren-Bereich und führt folgende Tests durch:

Hörtest (Audiogramm)

Bei Geräuschüberempfindlichkeit schließt sich der Krankengeschichte
und der organbezogenen Untersuchung ein Hörtest, die Audiometrie, an.

Luftleitung

Bei der Messung des Hörvermögens werden Ihnen über einen Kopfhörer
sieben bis zehn für das menschliche Hörempfinden wichtige Frequenzen
vorgespielt. Dabei gelangt der Schall – über die Luft – in das Außenohr
und das Mittelohr bis zum Innenohr. In der Fachsprache heißt dieser Teil
der Hörprüfung deswegen die »Luft-Leitung«.

Die Ausgangslautstärke entspricht dem durchschnittlichen Hörvermögen von normalhörenden Jugendlichen. Dies wird als »Null«-Linie bezeichnet. Die »Null«-Linie ist also keine absolute Null oder gar Stille, sondern ein Mittelwert. Daher gibt es »Minuswerte«, falls Sie an bestimmten
Frequenzen noch besser hören als normalhörige Jugendliche.

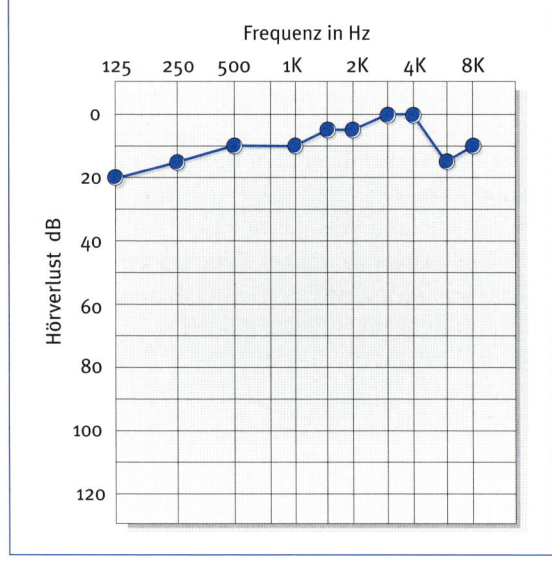

Abb. 15: Die normale Hörleistung bei 16-Jährigen bildet den Ausgangspunkt (die Referenzlinie 0), so wie bei diesem weitestgehend normalhörigen Jugendlichen.

Davon ausgehend wird nacheinander die Lautstärke jeder Frequenz in Stufenschritten (um je 5 dB) so lange erhöht, bis der Ton gehört wird. Festgehalten wird dies in einem Tonschwellen-Audiogramm.

Sie können nun auf den Abbildungen auf der Querreihe die einzelnen Frequenzen mit der Bezeichnung Hz erkennen:

Links finden Sie die tiefen Töne (125 Hz–2000 Hz), in der Mitte die mittleren Töne (2000–4000 Hz) und rechts die hohen Töne (4000–8000 Hz).

Die senkrechte Reihe gibt in dB ausgedrückt die einzelnen Lautstärken an. Die Skala reicht von –10 bis 100 dB.

Bei einem gesunden Ohr liegt die Verlaufskurve altersabhängig zwischen den Werten 10 dB und 20 dB, beim geschädigten Ohr weicht die Kurve deutlich nach unten ab.

Ein wichtiger Anhaltspunkt ist die Linie bei 60 dB. Das ist die Lautstärke, in der normalerweise aus einem Meter Entfernung miteinander gesprochen und verstanden wird.

Knochenleitung

Der gleiche Test wird wiederholt. Diesmal bekommen Sie aber keinen Kopfhörer aufgesetzt, sondern Sie müssen sich einen schallgebenden Tonknopf an den Knochen hinter dem Ohr, dem Mastoid, halten. Dabei gelangt der Schall nicht über die Luft, sondern über den Schädelknochen zum Innenohr. Dabei wird das Außenohr und das Mittelohr umgangen. Ansonsten ist das Vorgehen das gleiche wie bei der ersten Hörprüfung über den Kopfhörer und »die Luft«. Die so erzielte »Knochenleitung« wird ebenfalls im Audiogramm festgehalten. Dabei sind die Werte so geeicht, dass bei einem Normalbefund die Ergebnisse der »Luftmessung« mit denen der Knochenmessung nahezu gleich ausfallen.

Mit Hilfe der Hörprüfungen ist es möglich,

- den Schweregrad,
- die Art,
- den Ort und
- die mögliche Ursache der Hörstörung zu ermitteln.

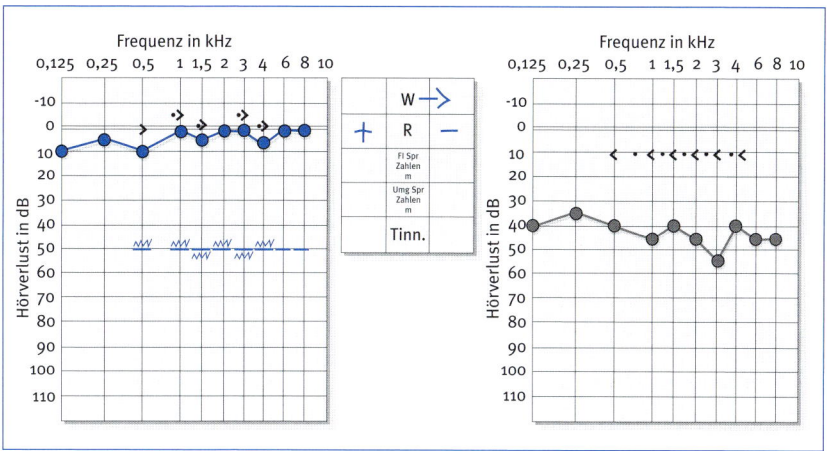

Abb. 16a/b: Links findet sich eine »Normalhörigkeit«. Hier laufen die Luftleitung und die Knochenleitung in etwa gleich.
Rechts weist die Knochenleitung (obere Linie) im Vergleich zur Luftleitung (untere Linie) einen deutlichen Abstand auf. Über die Knochenleitung werden deutlich bessere Ergebnisse erzielt als über die Luftleitung. So zeigt sich eine Behinderung, sei es ein einfacher Ohrpfropf oder eine Gehörknöchelchenverkalkung (Otosklerose) auf dem Weg des Schalls bis zum Innenohr. Das Innenohr könnte deutlich besser hören, wenn der Weg bis dahin »frei« wäre.

Dann kann unterschieden werden, ob der Ton überhaupt ungehindert bis ins Innenohr gelangen konnte.

Finden sich Probleme im äußeren Ohr (Ohrpfropf) und/oder im Mittelohr (Gehörknöchelchen-Verkalkung, siehe S. 34 f.), so wird dies eine Schall-Leitungs-Störung genannt. Dabei kann der Schall nicht gut ins Innenohr geleitet werden. Im Hörtest sieht man dann, dass über die Knochen-schwelle bessere Ergebnisse als über die Luftschwelle erzielt wurden. Der Grund dafür ist, dass das Hindernis oder die Schwachstelle im Mittel- und Außenohr durch den Weg über den Knochen umgangen wurde.

Wenn aber der Schall ungehindert das Innenohr erreicht hat, dort aber nicht richtig empfangen und weitergeleitet werden kann, liegt eine so genannte Schall-Empfindungs-Störung vor. Dann ist das Innenohr betrof-fen, typischerweise bei einem Lärmschaden oder einem Hörsturz.

Das Sprachaudiogramm

Der Hörtest mit einfachen Tönen ist eine wichtige Grundlage der Hör-prüfung. Entscheidend für unsere Kommunikation ist aber das Hören und Verstehen der Sprache. Stellt sich heraus, dass eine bedeutende Schwerhörigkeit für Töne vorliegt, schließt sich dem eine Prüfung des Sprachverständnisses an. Innerhalb des Sprachfeldes verteilen sich die Grundtöne auf den Tieftonbereich bis 250 Hz und die hohen Konsonan-

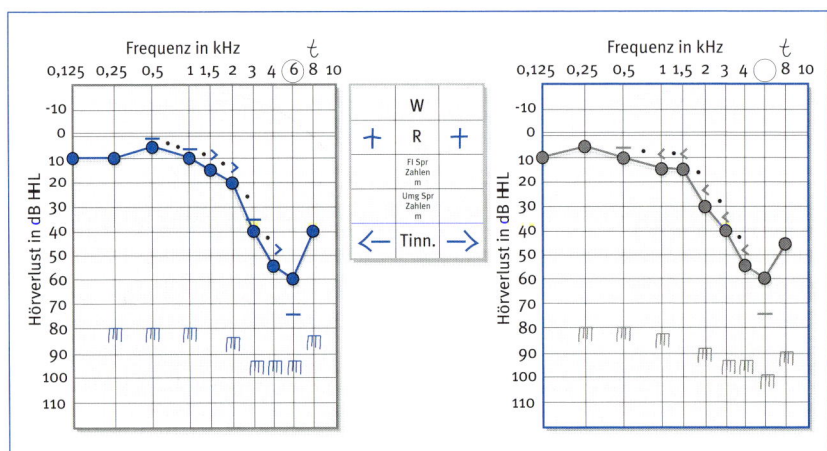

Abb. 17: Hörabfall im Hochtonbereich. Die Ursache war eine lang anhaltende Belas-tung mit Lärm. Zusätzlich ließ sich noch beidseits ein Tinnitus bei 6000 Hz bestim-men.

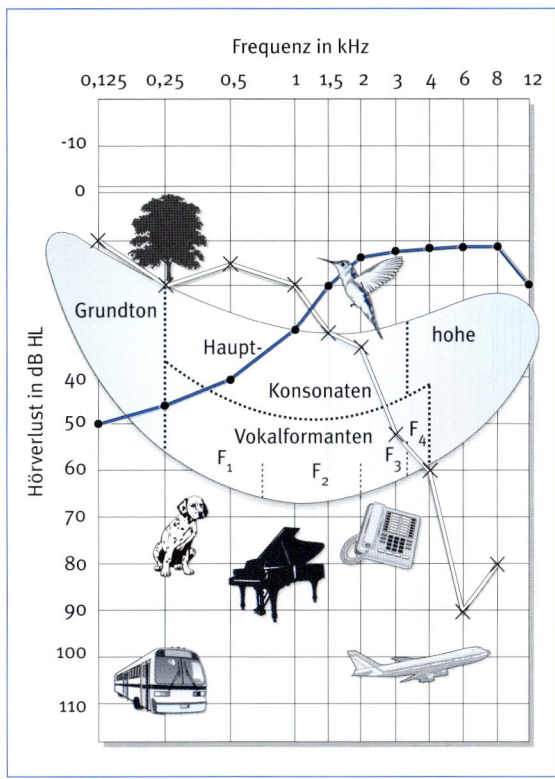

Abb. 18: Sprachfeld, eingezeichnet in den Hörtest. Die Hörkurve zeigt bei •–•–• hier einen Hörverlust im Tieftonbereich und im zweiten Fall bei x–x–x einen Lärmschaden im Hochtonbereich.

ten auf die hohen Frequenzen ab 4000 Hz. Die sonstigen Vokale und die Obertöne verteilen sich auf die mittleren Tonlagen zwischen 250 und 4000 Hz.

Da die menschliche Sprache zu großen Teilen im Frequenzbereich zwischen 500 und 3000 Hz liegt, wird das Audiogramm in diesem Bereich genauer angesehen. Als grober Anhaltspunkt gilt: Eine Einschränkung des Sprachverständnisses wird dann vermutet, wenn bei mindestens zwei Frequenzen zwischen 500 und 3000 Hz der Hörabfall größer ist als 30 dB. Eine bedeutende Hörstörung kann sich aber auch schon ergeben, wenn der Hörverlust bei 2000 Hz 30 dB übersteigt. Diese muss dann gegebenenfalls mit einem Hörgerät ausgeglichen werden.

Im Sprachaudiogramm werden Ihnen – nur über den Kopfhörer – einzelne Zahlenreihen vorgespielt. Man beginnt mit einer Lautstärke, die Ihren Ergebnissen angepasst ist und erhöht diese von Testreihe zu Testreihe.

Anschließend werden Ihnen standardisiert festgelegte Reihen einsilbiger Testwörter – ebenfalls über den Kopfhörer – vorgespielt.

Dann wird ausgezählt, wie viel Prozent der Zahlen bzw. der Wörter Sie bei den verschiedenen Verstärkungen verstanden haben. Diese Untersuchung ist unerlässlich bei der Fragestellung, ob ein Hörgerät die Hörsi-

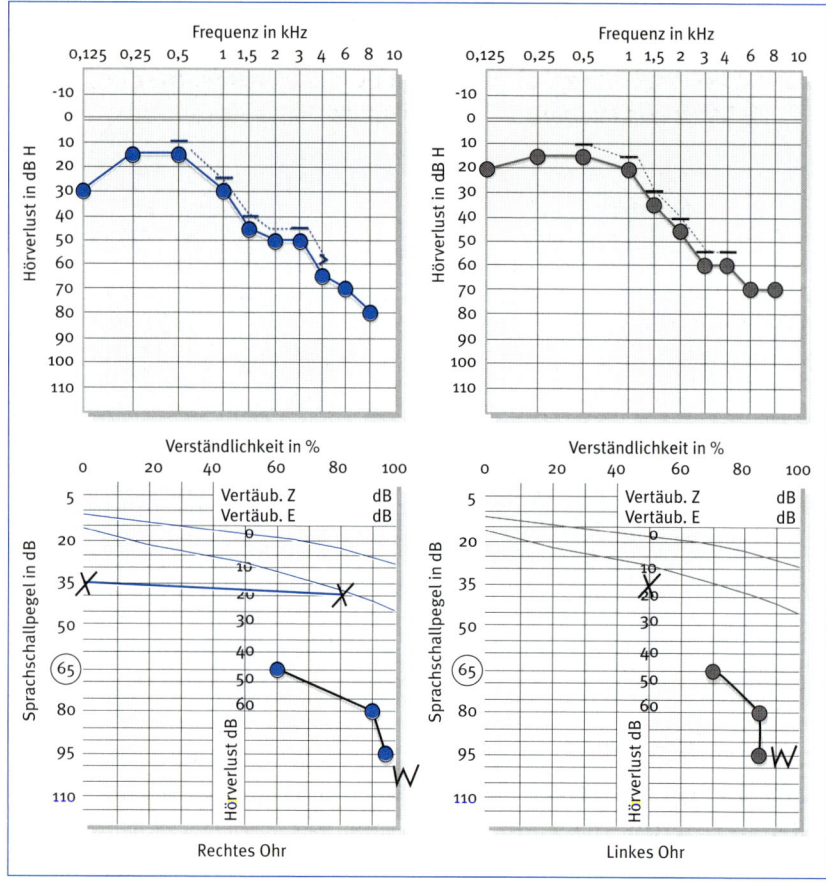

Abb. 19: Hörtest mit Darstellung des Wortverständnisses. Im oberen Teil zeigt sich rechts und links ein Abfall im Hochtonbereich, vermutlich nach Lärmeinwirkung. Entsprechend zeigt sich in den beiden unteren Abbildungen, dass bei einer Überprüfung des Wortverständnisses bei 65 dB (normale Sprachlautstärke aus einem Meter Abstand) rechts nur 60 Prozent und links 70 Prozent verstanden wird. Auch wenn die Lautstärke bis 90 dB erhöht wird, kann der Hörgeschädigte nicht mehr 100 Prozent der ausgetesteten Worte verstehen. Hier können zwei Hörgeräte effektiv das Kommunikationsverhalten verbessern.

tuation verbessern kann. Liegt das Sprachverständnis bei 65 dB unter 70–80 Prozent, so ist meist eine Hörgeräteversorgung sinnvoll.

Die Unbehaglichkeitsschwelle

Bei jedem Hörtest wird auch überprüft, ab wann Töne nicht mehr oder nicht mehr gut tolerierbar (aushaltbar) sind. Dazu wird bei jeder Prüffrequenz der Ton langsam so lange gesteigert, bis der Patient – nach seinem Empfinden – sagt: Stopp, ab jetzt wird es unangenehm. Dies wird dann als Unbehaglichkeitsschwelle im Audiogramm eingetragen.

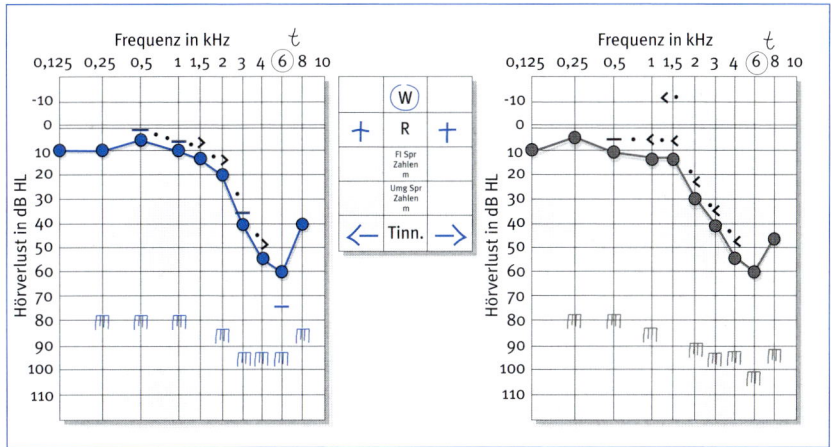

Abb. 20: Die Unbehaglichkeitsschwelle im Audiogramm.

Otoakustische Emissionen

Wie schon beschrieben, unterscheiden wir im Innenohr innere und äußere Haarzellen. Die äußeren Haarzellen bewegen sich dabei in Erfüllung ihrer Aufgabe dauerhaft. Diese Bewegungen können selbst Schallwellen und damit Töne erzeugen, was bis vor wenigen Jahren für absolut unmöglich gehalten wurde. Diese sehr leisen Töne aus dem Innenohr können nun mithilfe feinster Mikrophone und insbesondere der immer umfangreicheren Anwendung der Computertechnik gemessen und ausgewertet werden.

»Otoakustische Emissionen« heißt übersetzt: akustische Aussendungen aus dem Ohr. Registriert werden können die spontanen Schallphänome aus dem Ohr. Die äußeren Haarzellen können aber auch sehr differenziert »angeschallt« und in ihren Reaktionen gemessen werden. Die dabei gewonnenen Ergebnisse haben teilweise neue revolutionäre Erkenntnisse für das Verständnis der Hörstörungen und der Geräuschüberempfindlichkeits-Entstehung gebracht. Nützlich bei der Erstellung einer genauen Diagnose sind »otoakustische Emissionen« besonders dann, wenn der Hörtest unauffällig ist, aber dennoch eine Geräuschüberempfindlichkeit aufgetreten ist. Die Messmethode findet in jedem Fall ihre Grenze auf dem jetzigen Stand der Technik ab einem Hörverlust von über 40 dB.

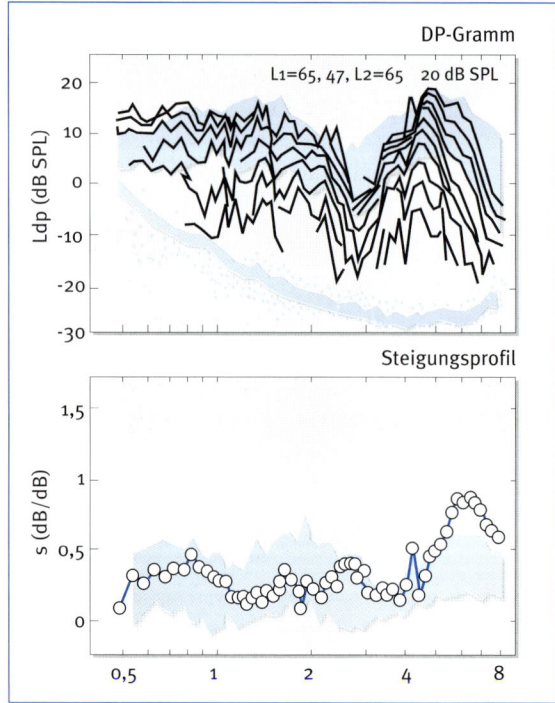

Abb. 21: Otoakustische Emissionen bei Normalhörenden.

BERA (Brain evoket Response Audiometrie)

Bei dieser »Hörprüfung« wird der Weg der Hörimpulse vom Innenohr bis zum Hörzentrum verfolgt. Dazu werden definierte Geräusche mit einem Kopfhörer eingespielt. Die dadurch erzeugten Gehirnströme werden am Kopf wie bei einem EEG abgeleitet.

So kann – ohne Strahlenbelastung – ermittelt werden, ob sich z.B. ein Hindernis auf dem Weg vom Innenohr zum Gehirn befindet. Dies könnte zum Beispiel ein Tumor sein, was glücklicherweise sehr selten bei Hörstörungen ursächlich der Fall ist. Dennoch muss diese Möglichkeit sicher ausgeschlossen werden, und deshalb wird dieses Verfahren oft eingesetzt.

Bei Schwerhörigkeit über 50 dB verliert sie allerdings ihre Aussagekraft. Dann müssen doch andere Verfahren wie das Computertomogramm eingesetzt werden.

Vestibularisprüfungen – kalorische (thermische) Prüfung

Gleichgewichtsprüfungen sind dann sinnvoll, wenn mit der Geräuschüberempfindlichkeit Schwindel aufgetreten ist. Einfach und durchaus aussagekräftig sind Gleichgewichtsaufgaben wie das Stehen auf einem Bein, auf der Stelle treten mit geschlossenen Augen und über ein Seil gehen (am Fußboden!). Diese Übungen sind an anderer Stelle (Schaaf 2000) ausführlich dargestellt.

Insbesondere für die Dokumentation ist der folgende Gleichgewichtstest (medizinisch: Vestibularistest) von Bedeutung. Durch eine Spülung mit kaltem (30 Grad Celsius) und warmem Wasser (44 Grad Celsius) nacheinander über den äußeren Gehörgang wird indirekt das Gleichgewichtsorgan gereizt. Dabei soll festgestellt werden, ob das Gleichgewichtsorgan beim Entstehen der Geräuschüberempfindlichkeit mit betroffen ist.

Bildgebende Verfahren

Röntgen, Ultraschall, Computertomogramme und Kernspinuntersuchungen können zum Ausschluss anderer Krankheitsbilder, insbesondere von Tumoren oder der multiplen Sklerose, notwendig sein (siehe Kapitel 5: Differenzialdiagnose). Darüber hinaus hat sich inzwischen einiges getan: Früher konnte mit der konventionellen Röntgenaufnahme des Felsenbeines nur ein grober Überblick über die Region gewonnen werden. Heute bietet die Schichtröntgentechnik (CT-Computertomographie) schon eine sehr viel bessere Übersicht.

Bei der notwendigen hohen Schnittdichte durch das Felsenbein kann mit dieser Technik eine gute Aussage über den Bau der knöchernen Struktur des Organs gemacht werden.

Mit Hilfe der gestiegenen Rechnerkapazitäten ist es heute möglich, diese Strukturen auch dreidimensional am Computer darzustellen.

Sowohl das konventionelle Röntgen als auch das CT sind Röntgenverfahren, welche mit einer – wenn auch geringen – Strahlenbelastung verbunden sind. Eine andere Methode, die nicht auf Röntgenstrahlen basiert, ist die Magnetresonanztomographie (MRT).

Manualtherapeutische Untersuchung

Manualtherapeuten untersuchen bei diesem Krankheitskreis die Funktion und die Beweglichkeit der gesamten Wirbelsäule in jedem Wirbelabschnitt. Unter Beachtung der biomechanischen Möglichkeiten wird dann der Bewegungsausschlag und die Bewegungsqualität der einzelnen Abschnitte beurteilt. Die auf dieser Grundlage ermittelten Befunde, ob z.B. ein Gelenk übermäßig oder eingeschränkt beweglich ist, werden den von den Patienten angegebenen Störungen und Schmerzen zugeordnet.

Nach umfassenden Sicherheitstests für die Halswirbelsäule versuchen Manualtherapeuten dann, u.a. durch Dehnung und Längung, zu einer ausgewogenen Funktion der einzelnen Wirbelgelenke beizutragen.

Manualtherapeutische Untersuchungen und Behandlungen sind wichtig, da es auch bei Fehlfunktionen der oberen Halswirbelsäule zu Hör- und Gleichgewichtsstörungen kommen kann, die wegen der unterschiedlichen Behandlung abgegrenzt werden müssen (siehe ausführlich Kapitel 2).

Neurologische Untersuchung, EEG

Für den Neurologen ist die Kenntnis der speziellen Krankheitsgeschichte und ihres Erlebens ebenso die Grundlage der Untersuchung wie für die anderen Behandler. Speziell wird er die Funktionen des Nervensystems überprüfen. Dazu untersucht er auch Leistungen der (peripheren) Nerven (Reflexprüfung) und der Hirnnerven, speziell auch des Gesichtsnervens. Mit Hilfe eines EEG kann er die Hirnströme messen, was bei einem Verdacht auf Epilepsie wichtig ist.

Bei Verdacht auf Prozesse im Kopf (Gehirn, Zentralnervensystem) kann eine Spezial-Röntgenuntersuchung des Kopfes (CTG, Computertomogramm oder Kernspin-Untersuchung) Tumorerkrankungen oder eine multiple Sklerose erkennen – oder besser: ausschließen.

Psychologische Diagnosemöglichkeiten

Um die veränderbaren Anteile des Leidens zu verstehen, steht dem psychotherapeutisch arbeitenden Experten ein eigenes Handwerkszeug zur Verfügung.

Im Vordergrund stehen dabei die **individuelle** Lebens- und Lerngeschichte mit all ihren Erfolgen, Bemühungen, Stolpersteinen und Schwierigkeiten, besonders nun hinsichtlich der Lösungsmöglichkeiten für die Geräuschüberempfindlichkeit. Hier ist auch für den Psychotherapeuten der Geräuschüberempfindlichkeits-Fragebogen von großem Wert.

In bis zu fünf probatorischen (Probe-) Gesprächen von 50 Minuten geht es darum, herauszufinden, ob Sie sich vom Therapeuten verstanden fühlen und die Zuversicht gewinnen können, dass er ein kompetenter Partner bei der Lösung Ihres Problems sein kann. Bei der Geräuschüberempfindlichkeit kann der Psychologe dann kompetent sein, wenn er auch organisch – zumindest grob – Bescheid weiß. Aber Achtung: Die Lösungen ermöglichen und durchführen muss dann jeder selbst.

Was erwartet Sie beim Psychotherapeuten?

Er wird Sie

- bitten, Ihre Geräuschüberempfindlichkeit mit Ihren Worten und Ihren Empfindungen zu schildern,
- fragen, welche Auswirkungen die Geräuschüberempfindlichkeit auf Sie und Ihre Umgebung hat,
- fragen, für welche konkreten Ziele Sie seine Hilfe wünschen,
- je nach Arbeitsansatz unterschiedlich gewichtet nach den Faktoren fragen, die Ihre Geräuschüberempfindlichkeit hervorgerufen haben könnten,
- nach Einflüssen fragen, die Ihre Geräuschüberempfindlichkeit aufrecht erhalten,
- nach Ihrer persönlichen Vorstellung von der Krankheit und Ihrem Verlauf fragen.

Er wird mit Ihnen die Frage der Kosten bzw. der Kostenerstattung besprechen müssen, den Zeitrahmen und die Häufigkeit der Gespräche.

Sie müssen

- sich fragen, ob Sie das Gefühl haben, dass dieser Therapeut für Sie der Richtige ist. Dazu können Sie gegebenenfalls bis zu fünf so genannte Probesitzungen nutzen,
- auch von sich aus nach den Kosten bzw. der Kostenerstattung fragen, da nicht alle Psychotherapeuten mit der Kasse abrechnen können. Fragen Sie dazu Ihre Kasse!
- **die Bereitschaft mitbringen, für die veränderbaren Teile ihrer Erkrankung Motivation, Interesse und Arbeitswillen aufzubringen. Dies lohnt sich auch und gerade, wenn noch nicht alle Wirkfaktoren erfassbar sind.**

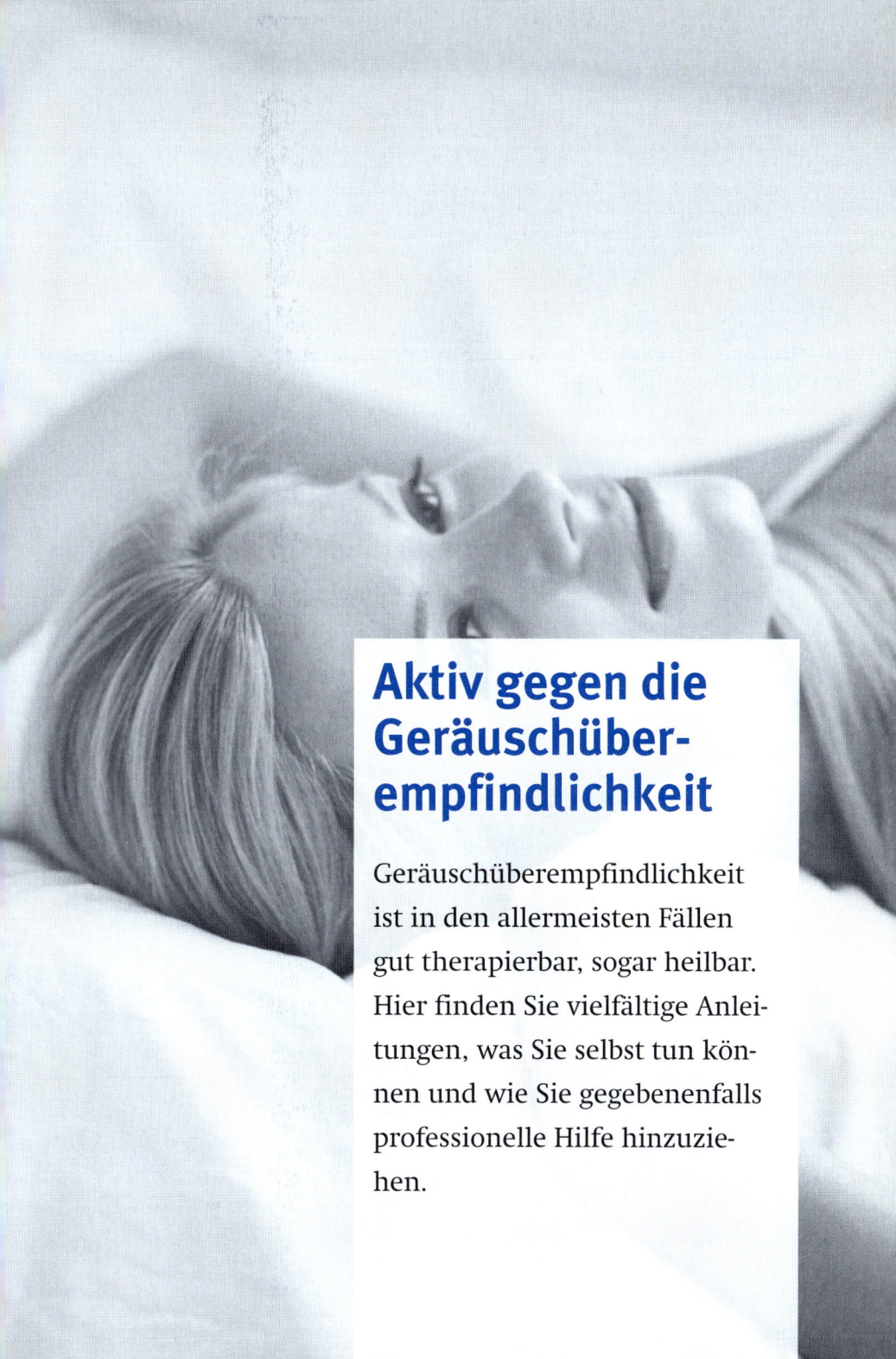

Aktiv gegen die Geräuschüberempfindlichkeit

Geräuschüberempfindlichkeit ist in den allermeisten Fällen gut therapierbar, sogar heilbar. Hier finden Sie vielfältige Anleitungen, was Sie selbst tun können und wie Sie gegebenenfalls professionelle Hilfe hinzuziehen.

Therapeutische Ansätze bei Geräusch-überempfindlichkeit

Die Therapie der Geräuschüberempfindlichkeit richtet sich sowohl nach ihrem subjektiven (so empfundenen) Schweregrad wie nach der Grunderkrankung, die sie verursacht hat. Dabei können viele Wege zum Ziel führen. Deshalb gibt es auch viele Ansatzmöglichkeiten, die im Folgenden ausführlich beschrieben werden.

Voraussetzung dafür ist aber eine ausreichende Diagnostik. Ist das medizinisch Sinnvolle und Notwendige erkannt, so ist es in den allermeisten Fällen möglich, dem Betroffenen die Angst vor weiterer oder gar kontinuierlicher Verschlechterung oder anhaltender organischer Schädigung zu nehmen. Entscheidend ist hier eine verständliche Aufklärung. Letztere sollte für Sie nachvollziehbare Informationen beinhalten über

- die organischen und seelischen Grundlagen der Geräuschüberempfindlichkeit,
- ihrer Begleitsymptome sowie ihrer Folgen,
- und deren Rückwirkungen.

Im Weiteren ist in der Regel eine, im Laufe der Therapie auch gestufte, Zuwendung sinnvoll, die sehr vorsichtig und behutsam an Geräuschquellen heranführt. Diese allmähliche Wiederheranführung wird in der weiter unten beschriebenen Hörtherapie umgesetzt. Häufig sind hier sehr kleine Schritte und eine dauernde positive Verstärkung und Ermutigung erforderlich, um eine »Abkehr von der Stille« zu trainieren.

Das konkrete Training, das Sie in weiten Teilen selbst durchführen sollten, kann durch das Einbeziehen von Umweltgeräuschen, Musik, Entspannungsverfahren oder durch Rauschgeneratoren (siehe S. 81 f.) unterstützt werden.

Das können Sie selbst tun!

Umweltgeräusche nutzen

Anhand von überall vorhandenen Umweltgeräuschen können Sie versuchen, Ihre Geräuschüberempfindlichkeit Stück für Stück anzugehen. Vergleiche mit den in der Abbildung 3 angegebenen Werten ermöglichen es Ihnen, Ihre Lautheitsempfindungen äußeren Schallquellen zuzuordnen.

Dazu sollten Sie sich ein Tagebuch zulegen, in dem Sie bitte eintragen, bis an welche Geräuschschwelle Sie sich ohne Probleme heranwagen können. Danach beginnt die eigentliche Übung:

Suchen Sie sich das nächste **für Sie und ihre Aktivitäten** wichtige Umweltgeräusch, das Sie noch nicht gut bewältigen können. Schätzen Sie auf einer Skala mit Intensitätsunterschieden zwischen 0 und 100 ein, wie viel Überwindung es Sie kosten könnte, dieses Geräusch anzugehen. Bitte beachten Sie in dieser Phase, dass Sie nur Geräusche in Angriff nehmen, die wirklich für Sie wichtig sind.

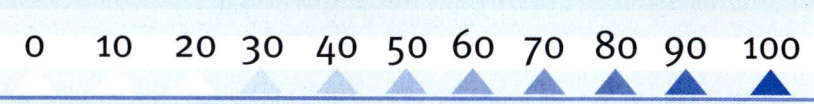

Abb. 22: Intensitäts-Skala.

▶ Liegt Ihr Wert für Sie zu hoch, also über 60 oder erst recht bei 80 oder 100, üben Sie bitte zunächst nur mit für Sie schon erträglichen Geräuschen. Nutzen Sie auch die weiter unten beschriebenen Entspannungsverfahren sowie die Musik- oder Klangtherapie in einer für Sie schon erträglichen Lautheit.

▶ Liegt Ihre Einschätzung aber – schon jetzt oder nach den Übungen – im für Sie machbaren Bereich, etwa zwischen 10 und 40, sollten Sie die Aufgabe angehen. Gehen Sie aber vorher Ihr Vorhaben in Ihrer Vorstellung noch einmal durch und überlegen Sie, was passieren könnte und wie Sie so darauf reagieren könnten, dass es für Sie zu einem guten Ende kommen kann. Sprechen Sie im Zweifel auch noch einmal mit Ihrem Partner oder Therapeuten darüber.

Das heißt konkret:

Trauen Sie sich aus dem Haus und besuchen Sie eine ruhige Wohngegend oder einen Park mit Vogelgezwitscher. Prüfen Sie dabei, ob sich die Symptomatik in Abhängigkeit von bestimmten Situationen gehäuft verstärkt oder abschwächt.

Schreiben Sie dies bitte in Ihr Tagebuch, etwa wie folgt:

• Was habe ich getan?
• Was waren die unmittelbaren Konsequenzen meines Vorstoßes (Handelns)?

- Was war dabei positiv?
- Was hat mir Freude gemacht?
- Was hat mich ermuntert?
- Was oder wer hat mir geholfen?
- Was habe ich vermieden, um der Situation aus dem Weg zu gehen?
- Was »kostet« mich die Vermeidung?
- Wie reagiert die Umwelt auf mein Verhalten?
- Ist das für mich oder die anderen hilfreich?

Wichtig ist, dass Sie darauf achten, dass Ihr Vorhaben von einem – wenn auch noch so kleinem – Erfolg gekrönt sein kann.

So können Sie – soweit möglich – Stück für Stück Ihren ersten, zweiten und dritten Schritt aus dem Teufelskreislauf herausgehen.

Musik- und Klangtherapie

Ein wichtiger Ansatz, um die Welt des Hörens wieder Stück für Stück zu erweitern, ist das Hören von angenehmer Musik. Dies kann das obige Vorgehen begleiten oder ihm vorangehen, da es »ganz in Ruhe« zu Hause geübt werden kann. Dabei sind aus unserer Erfahrung oft klassische Musikstücke, etwa von Mozart und Bach, gut geeignet. Sie müssen aber auf jeden Fall Ihren Geschmack treffen. So dürfen auch Volksmusik, Heino oder die Rolling Stones benutzt werden, wenn es gefällt. Eine Musiktherapie mit unangenehm empfundenen Stücken hingegen kann nicht zum Erfolg führen.

Wichtig dabei ist, sich mindestens 3-mal täglich für eine Zeit von 10–20 Minuten zu konzentrieren. Am besten ist es, wenn Sie sich in einen bequemen Sessel oder auf die Couch setzen. Sie sollten dabei die Musik über einen Kopfhörer hören und – wenn möglich – genießen. Nicht sinnvoll ist es, die Musik einfach nur im Nebenraum laufen zu lassen.

Ist dies – oft innerhalb von einigen Tagen – möglich, kann der nächste Hör- und Therapieschritt folgen. Dabei versuchen Sie bitte, gezielt bestimmte Instrumente aus der Musik herauszuhören. Das kann ein Klavier, ein Streichinstrument oder eine Oboe, aber genauso gut eine Zither, eine E-Gitarre oder das Schlagzeug sein. Sie sollten die Musik nur nicht so laut stellen, dass darüber wieder ein Hörschaden entstehen kann.

Schließlich sollte Schritt für Schritt das ganze akustische System in seiner großen und gestaltbaren Vielfalt genutzt werden. So können aktiv neue Hör-Filter aufgebaut werden, so dass die Geräuschüberempfindlichkeit zunehmend in den Hintergrund tritt.

Angeleitete Hörtherapie:
10 (angeleitete) Schritte zur Verbesserung der Hörwahrnehmung[3]

1. Konzentrieren Sie sich auf das Hören

- Scharren Sie mit den Füßen, hören Sie, was für Geräusche durch Ihre Schritte entstehen.
- Hören Sie auf das Rauschen von Blättern, auf Tier- oder sonstige Geräusche.
- Setzen Sie sich auf eine Parkbank und versuchen Sie, sich ganz konzentriert und bewusst bestimmten Geräuschen zuzuwenden.

2. Mit geschlossenen Augen hören und wahrnehmen

- Setzen Sie sich auf eine Parkbank und schließen Sie für einen Moment die Augen.
- Versuchen Sie zuerst zu spüren, wie Sie auf der Bank sitzen.
- Mit den Füßen können Sie den Untergrund ertasten, Gras, Steine oder Erde.
- Vielleicht können Sie einen – Ihnen vertrauten – Menschen bitten, Sie eine Zeitlang mit verbundenen Augen zu führen. Bitten Sie Ihren Partner, dass das Gelände bei einer derartigen »Blindführübung« nicht zu einfach ist, damit möglichst viel mit Händen oder Füßen ertastet werden kann.
- Versuchen Sie, bei der Übung ruhig und für ihre Wahrnehmungen aufmerksam zu bleiben.

Wenn möglich:

- Umfassen Sie einen Baum, fühlen Sie seine Blätter.
- Spüren Sie, was passiert.

---

[3] Erarbeitet von den Hörtherapeutinnen der Tinnitus-Klinik Arolsen, zitiert und modifiziert nach Hesse G. (1998): Praktische Übungen bei Hyperakusis. In: Tinnitus-Klinik Arolsen (Hg.) (1998): Hyperakusis und Tinnitus. Arolser Schriften III. Profil, München S. 41–46 u. Hesse in: Schaaf, H., Hesse, G.: Tinnitus aurium; Midena 1999. S. 108- 113. S. auch: Wöhrmann, C., Pöllmann, U., Schneider, S., Kleine, S, Hesse, G. (2002): Spezielle Hörtherapie. Strategien zur Verbesserung der auditiven Wahrnehmung. In Nelting, N. (Hg.) (2002): Tinnitustherapie mit Leib und Seele. 2. Aufl. S. 63–68. München, Profil. Hesse, G.: Hörtherapie. In: Hesse, G. Retraining und Tinnitustherapie. Thieme, Stuttgart, 1999. S. 60–69.

Vielleicht können Sie auf Ihrem Gesicht und auf der freien Haut Temperaturunterschiede im Schatten und in der Sonne spüren. Vielleicht können Sie Hell- und Dunkelunterschiede bei verbundenen Augen erahnen und so Hindernisse umgehen. Vielleicht können Sie einen frisch gemähten Rasen oder blühende Blumen riechen.

Aber erzwingen Sie es nicht! Und wo immer Schwierigkeiten auftreten, gehen Sie einen Schritt zurück und fragen Sie gegebenenfalls nach professioneller Hilfe.

3. Hören Sie ein Musikstück, das Sie besonders gern mögen, mit geschlossenen Augen

Musik kann auf vielen Ebenen helfen, die Geräuschüberempfindlichkeit zu überwinden. Dazu gehört auch, dass für Sie angenehme Musik die Stimmung verbessern und zur Entspannung führen kann. Die Konzentration auf das Gehörte ist wesentlich größer, wenn Sie in Stille und gerade sitzen und gleichzeitig die Augen schließen. So dirigieren viele große Dirigenten ihre Orchester mit zumindest teilweise geschlossenen Augen.

Hören Sie bei dieser Übung bitte in sich hinein:

• Was passiert?
• Achten Sie auf Ihre Gefühle und Reaktionen.
• Kommen freudige Gefühle auf, Erinnerungen, Ideen oder empfinden Sie Ärger und Wut?
• Schreiben Sie auch diese Erfahrungen in Ihr Tage- bzw. Verlaufsbuch.

4. Die Aufmerksamkeit steuern (fokussieren)

Versuchen Sie, sich auf ein bestimmtes Geräusch aus einer lauteren Umgebung zu konzentrieren. Dies fördert in besonderer Weise die Aktivierung von Hörfiltern. Gleichzeitig ist dies schon eine besondere Herausforderung und benötigt Geduld und Konzentration. Sie werden merken, dass das Zuhören in lauten Gesellschaften oder auch im Großraumbüro sehr anstrengend sein kann. Auch wird dies mit zunehmender Dauer immer schwieriger. Je müder Sie dabei werden, desto weniger können Sie gezielt wahrnehmen.

Die Ohren scheinen »zuzufallen«. Tatsächlich leidet die Konzentration, die für ihr Funktionieren Übung und Energien braucht. So wie Sie beim Sport Ausdauer trainieren können, so ist auch die Filterfähigkeit des Hörsystems sehr gut zu üben. Allerdings sollten Sie auch hier in kleinen

Schritten langsam vorgehen und sich nur allmählich steigern. Zwischenzeitlich kann ein Entspannungsverfahren dabei helfen, wieder »aufzutanken«.

5. Training des Richtungshörens

- Setzen Sie sich, am besten mit geschlossenen Augen, vor die beiden Lautsprecher Ihrer Stereoanlage.
- Versuchen Sie bewusst, den Klang von rechts und den von links zuzuordnen.
- Versuchen Sie danach ganz bewusst aufzunehmen, welche Instrumente oder welche Stimmen aus welchem Kanal lauter kommen.
- Wenn Sie schwerhörig sind, nutzen Sie Ihre Hörgeräte!
- Erweitern Sie dann Ihr Übungsfeld in den Garten, das Straßencafe, die Arbeit.

Als Hilfestellung halten Sie sich abwechselnd je ein Ohr zu, um die Richtung besser identifizieren zu können, aus der Geräusche kommen. Als höchsten Schwierigkeitsgrad verfolgen Sie bewegende Geräuschquellen, wie etwa ein Auto oder ein Fahrrad, einmal nur mit den Ohren. Vielleicht können Sie das alles schon – ohne es bisher zu wissen! Vielleicht machen diese Übungen in der Gruppe mehr Spaß als alleine. Vielleicht finden Sie in Ihre Nähe eine Selbsthilfegruppe, mit der Sie gemeinsam Hörübungen – wie z.B. die nächste – angehen können.

6. Hörbar auseinandersetzen

- Suchen Sie sich einen Gesprächspartner.
- Einigen Sie sich auf ein Thema (z.B. Rauchen in öffentlichen Gebäuden, Autobahngebühren, Atomkraft etc.), bei dem Sie gegensätzlicher Meinung sind und sein dürfen.
- Setzen Sie sich dann gegenüber und führen die Diskussion nach folgenden Regeln durch.
  - Sie müssen Ihre Argumente in knappen Sätzen darlegen.
  - Der Gesprächspartner wiederholt sinngemäß, was er verstanden hat. Hierbei überprüfen Sie, ob alles richtig gehört wurde.
  - Darauf teilt Ihr Gesprächspartner seinen Standpunkt, ebenfalls in knappen Sätzen, mit.
  - Nun wiederholen Sie das Verstandene und fügen ein weiteres Argument hinzu.
  - Nun wiederholt Ihr Partner das Folgeargument und so weiter.

Wahrscheinlich tritt dabei auch die Geräuschkulisse zunehmend in den Hintergrund. Als Nebeneffekt entsteht durch das Wiederholen der eigenen Argumentationen ein Gefühl des Verstanden- und Gehörtwerdens. Oft entsteht dabei ein friedlicherer Konsens und Freude am Gespräch.

7. Tonhöhen unterscheiden lernen

• Holen Sie ein Musikinstrument. Dies kann eine Geige, aber auch eine Blockflöte, Trommel oder Mundharmonika sein.
• Achten Sie auf die – nun möglichst selbst erzeugten – verschiedenen Tonhöhen, tiefe und hohe Töne.
• Achten Sie darauf, wie diese auf Sie wirken und wie es klingt, wenn diese verschieden hohen Töne gleichzeitig gezupft oder angeschlagen werden.

Sie werden zunehmend merken, welch phantastische Möglichkeiten Ihr Ohr hat. Die Unterscheidung verschiedener Töne ist dabei eine ganz hervorragende Gabe des menschlichen Ohres. Ohne sie ist Musikempfinden und Gleichklang nicht möglich. Sie werden sehr schnell merken, dass Sie diese Fähigkeit durch Übungen verbessern können und die Geräuschüberempfindlichkeit weniger wird.

8. Übung der Lautheitsempfindung

• Versuchen Sie, Geräusche nach Lautheit zu sortieren.
• Testen Sie dies an einer belebten Straße.
• Finden Sie heraus, ab wann für Sie Geräusche zu laut oder unangenehm werden.

Diese Übungen können sowohl in der Natur als auch in den eigenen Räumen durchgeführt werden. Dies lässt sich natürlich mit dem Radio oder CD-Gerät auch sehr gut trainieren, indem die Lautstärke variiert und eingeschätzt wird, was angenehm ist.

Ob ein Geräusch laut erscheint oder objektiv leise ist, aber von Ihnen besonders laut wahrgenommen wird, hängt auch von Ihren Hör-Erfahrungen ab. So gibt es für Lautheitsempfinden eine persönliche Toleranzgrenze, die bei jedem Menschen unterschiedlich ausgeprägt ist und auch situationsbezogen bzw. geräuschbezogen ist. So ist bei einigen Menschen die Toleranzgrenze bezüglich spezifischer Geräusche, wie z. B. Kinderstimmen oder Lüfter von Computern schnell erreicht, je nachdem, wie weit sie in ihrem normalen Alltag durch diese Reize gestört werden.

Dann sollten Sie mit Ihren – weiter vorhandenen – Fähigkeiten die Lautheitsempfindung bewusst trainieren und auch langsam das Aushalten von lauten Geräuschen steigern. Die Grenze liegt natürlich bei objektiv schädigenden Geräuschen (siehe zum Vergleich auch S. 24).

9. Die Wasser-Übung
Setzen Sie sich an ein fließendes Gewässer. Versuchen Sie, den Lauf des Wassers sowohl mit den Augen als auch mit den Ohren zu verfolgen. Versuchen Sie dann, an einer Stelle, an der mehrere Steine im Bachlauf liegen, den Weg der Wellen um diese Steine herum und über die Steine hinweg mit den Ohren genau zu verfolgen. Lassen Sie Ihre Gedanken »mitfließen«. Dabei sind der Phantasie keinerlei Grenzen gesetzt.

Dies klingt auf den ersten Blick sehr schwierig. Aber mit einiger Übung wird auch dies zunehmend möglich und beruhigt am Ende.

10. Meine eigene Übung
Überlegen Sie sich bitte, was Ihnen darüber hinaus weiterhelfen kann.

Hörhilfen: Rauschgeneratoren

Zu den bisher aufgeführten Übungen gibt es noch eine sinnvolle Ergänzung (manchmal auch als Alternative). Diese besteht in einem kleinen Gerät, das man hinter dem Ohr trägt. Es ist unter dem Namen »Rauscher«, »Noiser« oder »Rauschgeneratoren« bekannt. Sie geben ein feines kontinuierliches breitbandiges Geräusch ab.

Bei einer Geräuschüberempfindlichkeit können diese Geräte durch ein leises und vor allem vom Benutzer steuerbares akustisches Angebot helfen, Geräusche nicht mehr so störend zu erleben. Dabei vergrößert das Rauschen als an sich unbedeutende Hintergrundinformation das Hör-Angebot. Das wichtigste dabei ist, dass dies unbewusst, schon in Hirnzentren weit unterhalb der bewussten Wahrnehmung, geschieht.

Wer verordnet die Rauschgeneratoren?
Verschrieben werden Rauschgeneratoren bei Geräuschüberempfindlichkeit vom Hals-Nasen-Ohrenarzt. Dabei werden in der Regel »Hinter-dem-Ohr-Geräte« verwendet. Bei diesen »Hinter-dem-Ohr-Geräten« ist die Elektronik in einem Gehäuse verankert, das hinter dem Ohr getragen wird. Das Rauschen wird über ein Kunststoffröhrchen an das Ohrpassstück und schließlich an den Gehörgang übertragen. Dabei muss der Gehörgang of-

fen bleiben, damit eine Schallübertragung aus der Umwelt und damit das normale Hören möglich bleibt. Im Ohr getragene Noiser oder Rauscher sind nicht sinnvoll, denn sie erschweren das Hören.

Die – vor allem kosmetische – Alternative dazu ist ein in der Ohr**muschel** zu tragendes Gerät. Dieses kann der Hörgeräteakustiker nach Einweisung des Hals-Nasen-Ohrenarztes anpassen. Auch hier bleibt der Gehörgang offen. Der Nachteil dieser Anpassung ist, dass das Gerät nicht ganz so sicher (fest) am Ohr sitzt und so auch leichter verloren gehen kann. In der Regel werden dabei beide Ohren mit einem Rauscher versorgt, da auch beide Ohren das Gehirn mit Informationen versorgen.

Anwendung

- Das Gerät soll 2 bis 6 Stunden täglich getragen werden. Dabei ist es sinnvoll, zunächst noch das Rauschen in einem leisen Raum so leise einzustellen, dass das Geräusch gerade noch wahrgenommen wird.

- Danach sollten Sie sich zunehmend an ein etwas lauteres Hintergrundrauschen gewöhnen. Dies darf allerdings nie die Sprechlautstärke der anderen Mitmenschen überschreiten.

- Sinnvoll ist es dann, die morgens einmal eingestellte Lautstärke unverändert über den ganzen Tag zu belassen. Auch ist es möglich, nachts die Rauschgeräte wirken zu lassen, da das Ohr auch nachts offen ist.

- Wichtig ist, dass beim Tragen weder das Sprachverständnis beeinträchtigt noch eventuell ein Ohrgeräusch verstärkt wird.

- Wichtig zu wissen ist, dass eine Herabsetzung der Lärmempfindlichkeit erst nach einer gewissen Zeit, z.B. etwa nach 2 Monaten, einsetzt.

- Wenn die Geräuschüberempfindlichkeit aber schon länger besteht und sehr ausgeprägt ist, kann der therapeutische Effekt auch länger auf sich warten lassen, bis Alltagsgeräusche wieder erträglicher sind.

- Vermeiden Sie bitte akustischen Schutz wie Ohropax, Gehörschutzkappen, Watte u.ä. Dies sollte möglichst gar nicht genutzt, mindestens aber abgebaut werden, weil das Gegenteil der Gewöhnung eintritt und die Geräuschempfindlichkeit so immer stärker wird.

Kosten

Seit 1995 sind Tinnitus-Masker und dadurch auch die Rauschgeräte im Rahmen der Heil- und Hilfsmittel verordnungsfähig geworden. So werden die Kosten für die Geräte und die Anpassung durch den Hörgeräteakustiker bis zu einer bestimmten Höhe von den Krankenkassen übernommen.

Voraussetzung ist:

- Der Hals-Nasen-Ohrenarzt hat dies aus medizinischen Gründen verordnet.
- Sie sind gewillt und in der Lage, die Rauscher auch zu tragen.

Allerdings gibt es große Unterschiede auch bei den Rauschgeneratoren, die oft mehr durch das Aussehen als durch den tatsächlich medizinischen Bedarf zustande kommen. Es lohnt sich, auch mit einfachen »billigen« Geräten die ersten »Rauschversuche« zu unternehmen, ehe man sich dann vielleicht aus kosmetischen oder anderen Gründen zu teureren Geräten entschließt, deren Kosten die Krankenkassen nicht voll erstatten.

Das sollten Sie über den Rauscher wissen:

Anpassung

1. Offene Versorgung (der Gehörgang darf nicht verschlossen sein).
2. Kein Im-Ohr-Gerät.
3. Bequemer sicherer Sitz.
4. Bei Brillenträgern gegebenenfalls Ohrmuschelgerät statt Hinter-dem-Ohr-Gerät.

Anwendung

1. Das Rauschen soll angenehm sein.
2. Intensität: Ein leises Geräusch reicht zunächst aus.
3. Tragen Sie das Gerät auch abends eventuell beim Einschlafen.
4. Überfordern Sie sich nicht, was die Tragedauer angeht. Beginnen Sie mit 2 bis 3 Stunden.
5. Stimmen Sie die Tragedauer mit Ihren beruflichen und privaten Situationen ab.
6. Steigern Sie das Rauschen langsam Tag für Tag, aber nie lauter als die menschliche Sprache.

Ende der Therapie

Die Therapie kann beendet werden, wenn Sie sich wieder normalen menschlichen Kommunikationen zuwenden können **und** gegen – auch für andere normale – Umgebungsgeräusche weniger empfindlich geworden sind. Wenn die Geräuschüberempfindlichkeit wieder deutlicher wird, kann die Behandlung jederzeit wieder aufgenommen werden.

Entspannungsverfahren

Im Stress sind alle Systeme auf Alarm gestellt. Dabei ist auch unser Gehör überempfindlich. Als Dauerzustand belastet dies das Hören und den zunehmend angespannten Körper. Bei anhaltenden Reaktionen »des Erschreckens« kommt es zu Blutdruckveränderungen, Herzjagen, Schweißreaktion der Haut, Trockenheit des Mundes, Unruhe, Schmerzempfindung insbesondere im Kopfbereich, die häufig im Ohrbereich lokalisiert wird und eine Zunahme der Nackenspannung mit Einziehen des Kopfes.

So sind Entspannungsverfahren ein sinnvoller Teil einer Behandlung der Geräuschüberempfindlichkeit. Sie helfen, den Stress als Mitverursacher der Geräuschüberempfindlichkeit zu mildern. Sie helfen außerdem, um aus der Reaktion auf die Geräuschüberempfindlichkeit den entsprechenden Druck oder den »Dampf« herauszunehmen. Die bekannten Verfahren sind das Autogene Training und die Progressive Muskelrelaxation.

Das Autogene Training (AT)

Das Autogene Training hat sich im Anschluss an die Erfahrungen aus der Hypnose entwickelt. Im Gegensatz aber zur Hypnose wird das Autogene Training von dem ausübenden Menschen mit auto-(selbst)suggestiven Übungen allein durchgeführt. Grundvoraussetzung ist aber, dass es ausreichend gelernt und geübt wird!

Das Ziel ist die Herstellung eines Zustands des »gesenkten Bewusstseins«. Dieser könnte oberflächlich als Ruhe und Entspannung bezeichnet werden. Unabhängig von der Bezeichnung kann man beim Autogenen Training einen anderen Erfahrungs- und Erlebnishorizont erreichen.

Unterteilt ist das Autogene Training in eine Unter- und Oberstufe. In der Unterstufe wird mit den Begriffen und Gefühlen von Wärme und Schwere gearbeitet. Diese können, nacheinander angewandt auf die Arme, das »Sonnengeflecht« (Solar plexus im Bauch), das Herz, den Atem, und die Stirn, eine Entspannung des ganzen Körpers bewirken.

Diese können dann erweitert werden durch so genannte »formelhafte Vorsätze«. Sie können lauten: »Ich werde ganz gelassen«, »Kraft und Ruhe tritt ein« und weitere, aber immer positiv zu formulierende Wünsche.

In der Oberstufe können dann Phantasiereisen hinzukommen, etwa an den Ort der Stille, der Ruhe, der Kraft, der Geborgenheit usw. Schultz nannte dies eine »assoziative Selbstschau«.

Die Progressive Muskelrelaxation nach Jacobson (PMR)

Die Progressive Muskelrelaxation wurde von Jacobson etwa zeitgleich mit dem Autogenen Training entwickelt. Die Progressive Muskelrelaxation arbeitet im Gegensatz zum Autogenen Training vor allen Dingen mit den beiden Polen Spannung und Entspannung. Das Ziel, die Entspannung und die Entwicklung eines veränderten Körpergefühls, ist bei beiden Verfahren in etwa das gleiche. Allein der Weg dahin ist unterschiedlich.

So spricht die Progressive Muskelrelaxation insbesondere stark angespannte Menschen oft mehr an. So scheint es für diese einfacher zu sein, erst die Muskeln anzuspannen und über das Loslassen eine tiefe muskuläre Entspannung für den ganzen Körper zu erreichen.

Als Entspannungshaltung sind sowohl die Rückenlage als auch die Sitzhaltung in einem bequemen Sessel oder Liegestuhl möglich. Im Prinzip lernt man zu Beginn die Anspannung und dann die Entspannung einzelner Muskelgruppen im Körper.

Begonnen wird in der Regel bei der dominanten Hand und dem Unterarm. Zunächst soll man sich auf die Muskelgruppe konzentrieren, dann aber diese langsam und kontinuierlich anspannen. Dies soll dann für 5–7 Sekunden mit dem Maximum der Muskelspannung erreicht werden. Danach wird die Muskelgruppe gelockert und entspannt.

Dann werden nacheinander der dominante Oberarm, dann der andere Arm an- und entspannt. Über die Stirn-Wangen-Partie, die Nacken-, die Hals-, die Brust- und die Bauchmuskulatur geht die Reise über die Oberschenkel bis zum nicht dominanten Fuß.

Empfehlenswert sind z.B. vom TRIAS Verlag die CDs von Dietmar Ohm: »Stressfrei durch Progressive Relaxation« und »Progressive Relaxation für Kids« und von Volker Friebel: »Durch Gelassenheit und Ruhe zu neuer Kraft«.

Richtig durchgeführt sind sowohl das Autogene Training als auch die Progressive Muskel-Relaxation bei Geräuschüberempfindlichkeit sinnvoll zur Reduzierung von Stress.

Bewegungsverfahren

Reaktionen auf Geräuschüberempfindlichkeiten können sich im Körper festsetzen. Menschen, deren Leben überwiegend aus Rückzug, Flucht, Angst oder nicht lebbarer Aggressivität (gegen Geräusche) besteht, verkrampfen auf Dauer.

Dies ist manchmal innerlich spürbar und oft äußerlich sichtbar. Dabei sieht und spürt man etwa eine verkrampfte Nackenmuskulatur, die wiederum zu Kopfschmerzen beitragen kann. Diese »eingefrorenen« oder auf ständige Flucht gestellten Bewegungsmuster und -einschränkungen machen dem negativen Erleben von Geräuschen den Weg frei.

Deshalb ist der umgekehrte Weg über den körpertherapeutischen Ansatz sinnvoll. Er zeigt oft gute Ergebnisse, auch gegen die Geräuschüberempfindlichkeit. Dabei ist eine Linderung der körperlichen Beschwerden und eine Stärkung und Verbesserung der Reaktion möglich. Auch wenn sich letztlich die zentralen Muster »im Kopf« ändern müssen, so ist auch der Zugang zur Bearbeitung von vielerlei Ansatzpunkten hilfreich.

Oft ist erst eine vorsichtige Körperarbeit der Einstieg in eine dann veränderte Denk- und Erlebnismöglichkeit von Geräuschen. So können sowohl die hier vorgestellte Feldenkrais-Methode wie das Tai Chi Zugänge und »Spielräume« eröffnen.

Die Feldenkrais-Methode

Die Feldenkrais-Methode ist ein Lernen besonderer Art. Sie zeigt die vielfältigen Möglichkeiten des Körpers in der Bewegung auf. Begründet wurde diese Methode durch Moshé Feldenkrais aus der Befürchtung heraus, nach einer Knieverletzung nicht mehr ausreichend in Bewegung zu kommen. Daraus entwickelte er den Ansatz, durch Körpererfahrung zu mehr Körperbewusstsein zu gelangen.

Viele seiner Übungen zeigen, was durch geistige Aktionen körperlich alles möglich ist. Dabei sind weder gymnastische noch sportliche Leistungen gefordert. Es sind im Gegenteil die kleinen, sanften Bewegungen und eine gewisse Aufmerksamkeit für die kleinen Unterschiede und die Qualität in der Bewegung. Feldenkrais hat dies in seinen beiden wichtigen Büchern »Die Entdeckung des Selbstverständlichen« und »Bewusstheit durch Bewegung« wiedergegeben.

Tai Chi

Das aus dem chinesischen Gesundheitssystem stammende Tai Chi Chuan setzt auf langsame Bewegungen. Auch ohne fernöstlichen Hintergrund ist das Tai Chi aus unserer Erfahrung bestens geeignet zur Förderung der bewussten Wahrnehmung von Körpergefühlen und Sinnesreizen. Dabei ermöglichen sie in der Bewegung ein Wieder- oder Neufinden der Körperbalance. Weiterhin vermitteln sie ohne verstandesmäßige Verkrampfung, dass Körper, Seele und Geist zusammengehören. Sie führen damit oft dazu, dass die Menschen sich selbst besser annehmen können.

Wenn Sie mögen, versuchen Sie schon einmal die eine oder die andere Übung:

Die natürliche Grundhaltung

Versuchen Sie, langsam eine Haltung aufzubauen, bei der Sie mit beiden Füßen schulterbreit auf der Erde stehen und das Körpergewicht gleichmäßig verteilen.

Dazu pendeln Sie mit geschlossenen Augen hin und her mit kleiner werdenden Bewegungen und finden Ihre Mitte.

Die Füße sind fest am Boden, mit der Erde verwurzelt.

Die Knie sind leicht nach außen gedreht; das Becken entspannt sich, der Damm wird leicht hinabgezogen, die Wirbelsäule ist nach unten und oben gedehnt.

Im Bauch stellt sich ein »volles Gefühl« ein, in der geöffneten Brust ist ein »leeres« Gefühl.

Die Schlüsselbeine/Schultern breiten sich seitlich aus, unter den Achseln wird etwas Platz gelassen, die Arme sind leicht spiralförmig gedreht, locker gelassen, der Kopf ist aufgerichtet, zum Himmel geöffnet. Die Augen sind leicht geschlossen.

Sie »schauen« nach innen und rufen in sich ein »inneres Lächeln« hervor, das Sie bewahren.

Spüren Sie, wie die untere Hälfte des Körpers voll ist, fest ist wie die Erde. Oberhalb der Gürtellinie ist der Körper leer und offen wie der Himmel.

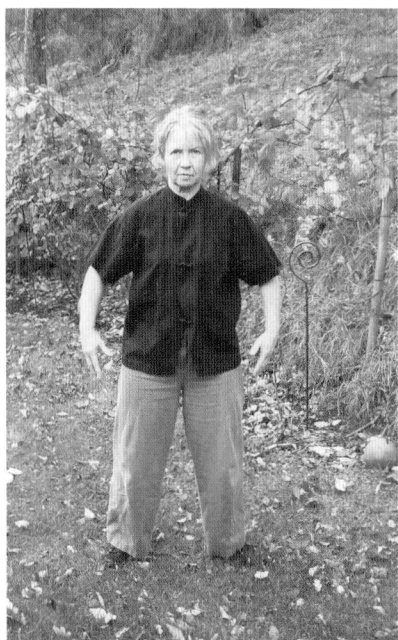 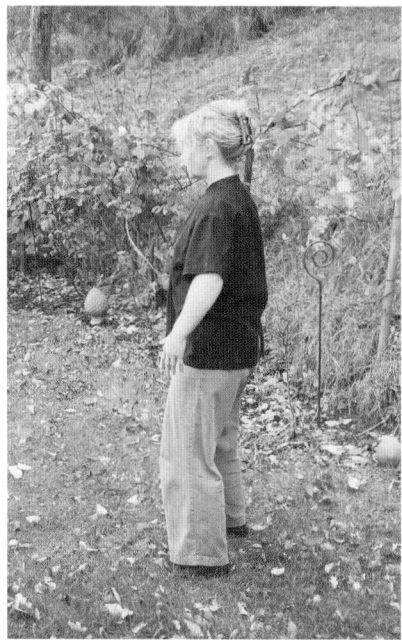

Abb. 23a: Tai Chi: Die natürliche Grund-   Abb. 23b: Tai Chi: Die natürliche Grund-
haltung von vorne.   haltung seitlich.

Dies ist eine natürliche Haltung, bei der es aber kein strenges Vorbild gibt, an das man sich zu »halten« hat.

Jeder soll sich in eine »Haltung« begeben, die ihm angemessen, natürlich erscheint. Der Aufbau dieser Haltung dauert ca. 5 Minuten. Das kann am Anfang durchaus eine Herausforderung bedeuten. Wenn man in dieser Haltung die Aufmerksamkeit im »Dantien« (damit ist das Energiezentrum unterhalb des Bauchnabels gemeint, das in vielen Kulturen gleichartig erwähnt wird) zentriert, wird Kraft und Ausdauer gut erfahrbar. Es gibt nun die Möglichkeit, in dieser Haltung meditativ zu verweilen.

Meditation in der Grundhaltung

Schließen Sie die Augen, fühlen Sie den Körper von den Füßen bis zum Kopf.

Hören Sie mit dem ganzen Körper alle Geräusche, die gerade vorhanden sind: z.B. die Heizung, die Vogelstimmen, Fahrgeräusche der Autos ... (ca. eine Minute).

Stellen Sie sich dann bitte auf ein Geräusch ein und hören Sie nur auf dieses ausgewählte Geräusch ... (ca. eine Minute).

Nun verlassen Sie wiederum dieses Geräusch in der Aufmerksamkeit, suchen sich ein anderes Geräusch und bleiben mit Ihrer Aufmerksamkeit jetzt dort.

Hören Sie alle Geräusche immer »mit dem ganzen Körper«.

– Fühlen und Hören ist *eins*.

Diese Wahrnehmung bleibt, wenn jetzt langsam die Augen geöffnet werden, der Blick weitgestellt ist (d. h. die Augenmuskulatur ist entspannt) und Fühlen, Hören und nun auch Schauen *eins* ist.

So ist diese meditative Haltung gleichermaßen nach innen und außen geöffnet – eins mit der (Um-)Welt.

Am Ende lösen Sie sich langsam aus dieser Haltung und gehen durch den Raum.

Fallbeispiel

Herr B ist 36-jähriger Hausmeister für einen größeren Wohnungskomplex. Er hat schon einige Monate eine allgemeine Geräuschüberempfindlichkeit.

Wir erfahren, dass er, wenn er angerufen wird – meist von Mietern – rasch reagieren muss: verstopfter Ausguss, Wasserrohrbruch, stecken gebliebener Fahrstuhl usw. Die Mieter sind oft nicht sehr freundlich, aber sehr fordernd; er wird auch angerufen, wenn der Fernseher kaputt ist. Obwohl er sich ausgenutzt fühlt, mag er nicht Nein sagen. Wenn er zu lange auf sich warten lässt, rufen die Mieter schon mal die Hausverwaltung an. Von da aus wird bei ihm dann korrekte Arbeit angemahnt, was er unterschwellig auch als Entlassungsdrohung versteht.

Es wird deutlich, dass Herr B sich bedroht fühlt, ganz besonders wenn ihm aggressives Verhalten entgegenschlägt oder wenn mit Konsequenzen gedroht wird. Er kann nicht sagen, was passieren würde, wenn er mal »Nein« sagt, aber er will Reaktionen auf das »Nein« in jedem Fall vermeiden, indem er gefällig bleibt.

Hier half der körpertherapeutische Ansatz, sich langsam auf eine Veränderung einzulassen. So waren im Tai Chi/Qi Gong die Bewegungen nicht mehr ganz so verkrampft. Auch ein erstes Lächeln kam zeitweilig zum Ausdruck. Er fühlte, wie angenehm es war, wenn die Schultern ihm nach unten sanken und er begann zu merken, wie angenehm eine aufrechte Haltung und ein fester Blick waren, wie ein bisschen Stolz in ihm aufkam und er andeutungsweise Kraft spürte in der »Bärenstellung«.

Wenig später konnte er erstmals im Geräuschtraining Übungen mit verbundenen Augen mitmachen, kurz danach wagte er es, die Gehörgangswatte herauszunehmen, obwohl das geöffnete Fenster etwas Außenlärm hereinließ.

In einer gestalttherapeutischen Übung erlebte er dann, dass seine hochgezogenen Schultern auch der Anfang einer Bewegung waren. In der Weiterführung der Bewegungsimpulse merkte er, dass er dabei seine Hände vor den Kopf führte, sozusagen seinen Kopf schützte. Im Durchleben dieser Bewegung wurde das Gefühl immer deutlicher, dass er sich gegen Schläge auf den Kopf schützte. Bildhafte Szenen kamen dem Patienten plötzlich ins Bewusstsein; er präzisierte, dass er sich gegen Schläge auf die Ohren zu schützen versuchte und ihm war zumute, als wenn ihn der Vater schlage.

Letztlich war auch seine akustische Realität von dieser Bedrohtheit bestimmt. Die Geräuschüberempfindlichkeit zeigte sich auch wie ein Zwangsverhalten im Sinne des »Lauschen-Müssens«, das dann therapeutisch aufgearbeitet werden konnte.

Alternative Ansätze

Viele Betroffene suchen in ihrer Not – oft verzweifelt – alternativ-medizinische Ansätze, wenn sie ihnen nur Hilfe versprechen. Dabei stellt sich schnell heraus, dass auch im Alternativbereich nicht alles beliebig ist. Viele alternative Verfahren haben ein durchaus nachvollziehbares, wenn natürlich teilweise auch sehr eigenes Regelwerk, das nicht willkürlich variiert werden kann. Die Anwendung dieses jeweiligen Regelwerkes auf das konkrete Problem, in diesem Fall der Geräuschüberempfindlichkeit, lässt auch – in dieser Logik – überprüfbare Vorhersagen über Besserungsmöglichkeiten zu.

Regulation oder Magie

Generell ist bei den Alternativverfahren die Unterscheidung zwischen solchen nützlich, die mit regulativen und prozesshaften Methoden arbeiten und solchen, bei denen das Ritual im Vordergrund steht.

Regulative und prozesshafte Methoden stellen etwa die Akupunktur, die Homöopathie, die Pflanzenheilkunde und die Tai Chi Chuan-Übungen dar. Sie arbeiten auf definierter Grundlage und mit systematischen Regeln. Bei Methoden, bei denen das Ritual im Vordergrund steht, wird durch die Heilkraft magisch an ein Mittel, eine Übung, einen Gegenstand oder an den Therapeuten gebunden.

Bei Regulationsverfahren können Regeln – auch hinsichtlich der Prognose – aufgestellt werden, auch wenn viele Details der exakten Wirkzusammenhänge noch nicht bekannt sind. Regelhaft ist, dass bei regulativen Verfahren nicht die Geräuschüberempfindlichkeit behandelt wird, sondern die Person, die unter Geräuschüberempfindlichkeit leidet.

Die magischen Methoden, wie Heilrituale, Edelsteine oder Handauflegen, Reiki, astrologische Beratung, geweihte Wässer usw. entfachen immer die Diskussion, ob es tatsächlich möglich ist, Heilkraft an etwas zu binden und so zu übertragen. Bei diesen ritualisierten Verfahren wird meist kosmische Heilkraft postuliert, die Gegenständen innewohnt oder dort angeheftet wird, gegebenenfalls auch an das Wort. Tatsache ist, dass nicht wenige Weltanschauungen und Religionen solche Möglichkeiten der Übertragung kosmischer Kräfte, auch Heilkräfte, als gesichert annehmen. So haben viele Menschen einen gewissen Kontakt zu dieser Erlebensart und sind magisch zu erreichen. Tatsächliche Handlungs- und Gestaltungsfähigkeit und innere Zuversicht begrenzen das magische Erleben. Ohnmacht, Kontrollverlust, Krankheit und Schock führen tendenziell wieder dorthin. Magische Therapien können dann ihren Sinn haben, wenn es sich um ein Halten, auch um Hoffen, dreht.

Ein wenig von Magie wird jedem Therapeuten und jedem Medikament zugeschrieben. So ist auch vieles an unserer Medizin »magisch« wirksam und in diesem Fall an den weißen Kittel gebunden. Handauflegen, Reiki, Edelsteine usw. können dann sinnvoll sein, wenn sie als Überbrückung gedacht sind. So können Sie etwa helfen in der Mitteilung des Gedankens »Du wirst es schaffen, wieder mit eigenen Kräften durch's Leben zu gehen«. Ungut wird es, wenn Therapeuten über das Halten in eine Abhängigkeit führen und der Satz heißt: »Du wirst es brauchen« oder »Du wirst mich brauchen«.

Aber auch Vertreter von an sich regulativen Methoden können durchaus Enttäuschung hervorrufen, wenn sie diese Methoden vereinfachend auf die schematische Herausgabe eines Mittels, auch wenn es alternativ oder homöopathisch ist, reduzieren. Zwei wichtige Ansätze seien nun ausführlicher beschrieben, die Homöopathie und die Akupunktur.

Homöopathie

Am Anfang einer Behandlung steht eine gründliche, den Regeln der Homöopathie folgende Erhebung der Krankengeschichte. Diese kann durchaus zwischen zwei bis vier Stunden dauern. Dabei spielt die Abklärung der Symptome, die auch die Schulmedizin erhebt, eine notwendige, aber nicht hinreichende Rolle. Einen großen Raum nehmen Fragen ein, die auch Psychologen stellen würden.

So fragen Homöopathen, ob Sie sich lieber im Warmen oder Kalten aufhalten, lieber auf dem Rücken oder auf dem Bauch schlafen und nach der Lieblingsfarbe. Sie interessiert aber auch die ganz persönliche Geschichte von der Kindheit an und oft auch die Träume.

Ist der Mensch »erfasst«, suchen sie ein Mittel, das ihn stärken soll. Das ist auch der grundsätzlich andere Ansatz als bei der Schulmedizin. Diese versucht, in eine Wirkkette einzugreifen, um entweder eine Ursache oder die Reaktion auszuschalten. Dies ist aus der Sicht der Homöopathie ein zerstörerischer bzw. unterdrückender Ansatz.

Die Homöopathie geht davon aus, dass der Körper selbst alles versucht, um gesund zu werden. Der Mensch soll bei diesen Bemühungen unterstützt werden. Dazu sollen mithilfe der Homöopathika seine Energien erhöht werden.

Bei der Auswahl des homöopathischen Medikaments steht die Auffassung im Vordergrund, dass Gleiches mit Gleichem geheilt wird. So löst das Medikament, ob als Globuli (Kügelchen) oder als Tropfen genommen, idealerweise die gleichen Symptome aus wie die Krankheit selbst. Dabei werden z.B. so giftige Stoffe wie Arsen und Quecksilber eingesetzt. Dies geschieht allerdings in einer so verdünnten Form, dass der Wirkstoff selbst chemisch nicht mehr nachweisbar ist.

Schulmediziner sprechen diesen Verdünnungen jede – positive wie negative – Wirkung ab. Homöopathen hingegen nennen die von ihnen vorgenommenen Verdünnungen jedoch »Potenzierungen«, und für sie ist das wirksamste Mittel das, das am weitesten verdünnt wurde.

Festgehalten ist ihr Wissen in dicken Büchern, in denen die homöopathischen Mittel den einzelnen Symptomen zugeordnet sind. Das Medikament, das die maximale Übereinstimmung zeigt, wird zuerst eingesetzt. Dann werden in enger Abstimmung mit den Patienten Erfahrungen gesammelt, bis das individuell passende Medikament gefunden worden ist.

Fallbeispiel

Homöopathie

In die ambulante Behandlung kam eine 37-jährige Frau, beruflich als Sekretärin sehr gefordert, die seit 2 Jahren an Tinnitus sowie teilweise an unerträglicher Geräuschüberempfindlichkeit leidet. Die Patientin klagt über Völle, Spannungsgefühle in den Ohren, Zunahme des Tinnitus abends und durch Lärm, Aufschrecken durch laute Geräusche. Allgemeine Geräuschüberempfindlichkeit, zur Zeit mit deutlichem sozialem Rückzug – u.a. war auch Papierraschen schon unerträglich –, erschwerte hier ganz konkret die Arbeit.

Die Ohrsymptomatik hatte angefangen, nachdem ihr ein Bücherstapel auf dem Kopf gefallen war. An weiteren Beschwerden klagte sie über rezidivierende Gallenbeschwerden bei Gallensteinleiden, so dass sie oft nicht auf der rechten Seite liegen konnte. In der so genannten homöopathischen Repertorisierung, also der Suche und Auffindung des passenden Mittels für die Symptomatik, fand sich als einziges Mittel für die Gesamtsymptomatik Natrium sulfuricum, für das insbesondere der Beginn der Geräuschüberempfindlichkeit nach Kopftrauma bereits hinweisend war.

Es wurde eine Gabe Natrium sulfuricum C200 gegeben mit nachfolgender ausgeprägter Erstverschlimmerung für eine Woche, in der die Patientin nicht aus dem Haus gehen konnte. Danach ergab sich über einen Zeitraum von etwa sechs Wochen eine spürbare Besserung der Geräuschüberempfindlichkeit und des Spannungsgefühls im Ohr. Sie konnte auch wieder das Papierraschen besser tolerieren, was ihr allerdings erst in der Nachbefragung bewusst wurde. Die Rechts-Seitenlage war nebenbefundlich auch verbessert.

Zwei Verschlechterungen innerhalb der nächsten zwei Jahre sind erwähnenswert, einmal im Überarbeitungsstress, einmal nach einer Gallenkolik nach Pilzmahlzeit. In beiden Fällen besserte sich die Hyperakusis rasch nach Wiederholung des Mittels. In den zwei Jahren der Nachbeobachtungszeit ergaben sich keine erneuten Verschlimmerungen.

Wichtig für die Behandlung der Geräuschüberempfindlichkeit ist, dass dieses Symptom bei der Liste der zu behandelnden Symptome nicht an der ersten Stelle steht. Es geht also nicht darum, statt Tabletten »alternativ« Globuli zu nehmen.

Die Gesundung mit Hilfe der Homöopathie erfordert oft einen langen Weg mit viel Geduld. Dabei ändert sich, ähnlich wie in der Psychotherapie, vieles erst langsam, dafür aber oft dauerhaft.

Akupunktur

Die Vorstellungen, die der Akupunktur zugrunde liegen, sehen die Gesundheit als ein stets dynamisches Gleichgewicht an. So wird bei Geräuschüberempfindlichkeit nicht auch ein »Geräuschüberempfindlichkeits-Punkt« gesucht.

Ebenso sorgfältig und aufwändig wie bei der Homöopathie wird erkundet, wo der Energiefluss im Gleichgewicht gestört ist. Bei dieser Erkundung sind u.a. die Beurteilung der Zunge und der Pulsqualitäten wichtige Eckpunkte. Durch Akupunktur soll der Energiefluss des Menschen in heilende Bahnen gelenkt werden.

Es gibt inzwischen viele, auch schulmedizinische, Erklärungen für die objektiv vorhandene Wirkung der Akupunktur. Speziell die Yin-und-Yang-Vorstellung lässt sich mühelos mit der Wirkung des unbewussten (autonomen) Nervensystems in Einklang bringen. Hier finden sich bei beiden entgegengesetzte, aber dennoch miteinander funktionierende Anteile.

Es gibt keine Belege dafür, dass Akupunktur organisch die Geräuschüberempfindlichkeit beeinflussen kann. Akupunktur kann aber durchaus als Unterstützung beim Umgang mit der Krankheit in Einzelfällen nützlich sein.

Psychotherapeutische Unterstützung

Professionell helfen lassen

Psychotherapie heißt sinngemäß »Therapie der Seele«. Eigentlich ist Psychotherapie also nichts Unanständiges. Aber oft wird denen, deren Probleme nicht rein organisch sind, unterstellt, sie seien auch »selbst schuld«. So ist es leider kein Wunder, dass psychologische Hilfe gemieden wird, solange es nur geht. Eine psychotherapeutische Unterstützung kann erforderlich sein, wenn die Geräuschüberempfindlichkeit zu schwerwiegenden seelischen Veränderungen – Depressionen und Angstzuständen – führt. Eine Hilfe für die Seele ist erst recht sinnvoll, wenn die Geräuschüberempfindlichkeit aus der Not der Depressionen und Angstzustände herrührt.

Was kann nun – dennoch – die Therapie seelischer Probleme leisten? Ein Beispiel aus einem Buch Paul Watzlawicks soll bei der Erklärung helfen: Verbinden Sie bitte, bevor Sie weiterblättern, vielleicht auf einem Extrablatt, die neun Punkte der folgenden Figur mit vier geraden, zusammenhängenden Linien.
Heben Sie beim Ziehen der Linien den Bleistift nicht ab.
(Lösung am Ende des Kapitels).

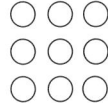

Vielleicht haben auch Sie, wie die allermeisten, denen diese Aufgabe gestellt wird, »von selbst« eine nicht geforderte Bedingung hinzufügt. Gerade diese von Ihnen selbst hinzugefügte Bedingung macht nun die Lösung unmöglich. Es ist die Annahme, dass die Lösung innerhalb des durch die Punkte gegebenen Quadrates gefunden werden muss. Diese Bedingung wurde aber nicht gestellt.

An dieser Aufgabe kann deutlich werden, dass Lösungen von außen manchmal einfacher zu sehen sind, als für die, die mitten im Problem verwickelt sind. Oft verharren wir wie die Kaninchen vor der Schlange und haben nicht die Freiheit, einen Schritt zurückzugehen und andere Möglichkeiten zu erproben.

So kann man nach Watzlawick eine weit verbreitete, gutartige Krankheit der Seele, die »Neurose« verstehen. So beschreibt Watzlawick eine Neurose als einen anhaltenden Versuch, mit immer mehr vom selben ein so nicht erreichbares Ziel zu verwirklichen.

Oft kann nicht gesehen werden, dass etwas anderes mit vielleicht viel weniger Mühe Erfolg versprechender ist. Bei der oben gestellten Aufgabe ist das Problem nur zu lösen, wenn man über den – scheinbar – gegebenen Rahmen hinausgeht. Damit ist ein wichtiges Element der Psychotherapie benannt. Psychotherapie hat die Funktion des einfühlenden Blickes von außen.

Dies kann dem Verwickelten helfen, Dinge nachspürbar zu erkennen, die zwar meistens da sind, aber nicht wahrgenommen werden können. Wie diese nicht immer leichte Hilfestellung aussehen kann, sollen die beiden Beispiele auf S. 16 und 54 zeigen. Ein Mensch kann so während der Psychotherapie eine Menge Hilfestellung erfahren. Er kann zudem viele, für ihn neue Zusammenhänge über sich kennen lernen.

Dabei hat auch die Psychotherapie Nebenwirkungen, so wie alles, was wirkt, auch Nebenwirkungen hat. Eine davon ist, dass man nun nicht einfach so weiter machen kann wie bisher. Das kann schmerzhaft sein. Das Gewohnte hat, auch wenn es mit Unbill verbunden ist, oft immer noch etwas Vertrautes. Etwas Vertrautes mag und kann man so schnell nicht aufgeben.

Nun lässt sich Psychotherapie nicht einfach wie Tabletten oder Krankengymnastik verordnen. Sie wirkt nicht, wenn man nur geschickt wird und schaut, was einem der Fachmann zu sagen hat. Psychotherapie kann nur weiter helfen bei eigener – bewusster oder unbewusster – Motivation zur Veränderung. Diese ist – verständlicherweise – oft erst in tiefer Not gegeben. Wozu sollte man sonst etwas ändern?

Zu Not und Verzweiflung kann Geräuschüberempfindlichkeit oft deutlich beitragen. Bei den Menschen, bei denen die Krankheit »Sinn« machen könnte, bewirkt sie vielleicht auch, dass die Betroffenen aus einem krankmachenden System herausfallen, wenn es sonst keinen anderen Weg gibt. Dann aber können sich über die Not hinaus oft neue Räume eröffnen.

Die verschiedenen Psychotherapie-Richtungen

Tiefenpsychologisch fundierte Verfahren

Man unterscheidet im großen Feld der psychotherapeutischen Ansätze zwei große, von den Krankenkassen anerkannte Verfahren: Die tiefenpsychologisch fundierten Verfahren und die lerntheoretisch ausgerichtete Verhaltenstherapie.

Die Tiefenpsychologie sieht den Menschen in einem ständigen Prozess der Auseinandersetzung der eigenen »genetisch« mitgebrachten Anteile mit der sozialen Umwelt. Dabei verfügt schon der Säugling über ein sehr differenziertes Wahrnehmungsvermögen und Handlungsvermögen im Umgang mit der Umgebung. Aus der Beziehungsgestaltung zu Personen im engeren familiären Umfeld entstehen dabei wohl die meisten Einstellungen und sozialen Funktionen des späteren Erwachsenen. Von unseren Beziehungserfahrungen und -gestaltungen nehmen wir »innere« Bilder in uns auf. Diese werden – nach tiefenpsychologischer Ansicht – zu inneren, seelischen Instanzen. Diese wiederum prägen ganz wesentlich unseren Umgang mit anderen Menschen. Dies vereinfacht in einem zunehmend komplexen Leben, zum anderen engt es aber auch ein.

Erweitert werden können unsere Möglichkeiten z.B.

- in der Familie, die man selbst gründet,
- in der Beziehung am Arbeitsplatz,
- oder während der Freizeit.

Die jeweilige »Gesellschaft« mit ihren materiellen und emotionalen Möglichkeiten, aber auch Mängeln, bilden den jeweiligen Rahmen.

Die tiefenpsychologisch fundierten Verfahren werden oft mit dem Liegen auf der Couch und Freud verbunden. Dies stimmt so schon lange nicht mehr, sondern sie wurden vielfach den Erfordernissen und Erkenntnissen der Zeit angepasst. Nach wie vor aber haben tiefenpsychologische Verfahren den Beziehungshintergrund und mögliche Beziehungs-Konflikte im Blick. Eine wichtige Annahme der tiefenpsychologischen Verfahren ist, dass hinter vielen Krankheitsverläufen Konflikte verborgen sind, die Auslöser des Symptoms sind.

Verhaltenstherapeutische Ansätze

Im Unterschied dazu setzt die Verhaltenstherapie an den Symptomen an, in diesem Fall der Geräuschüberempfindlichkeit, und zielt konkret auf praktische Verbesserungen. Dazu baut sie speziell bei der Behandlung der Geräuschüberempfindlichkeit auf gestufte Übungen (siehe auch S. 77 ff.), die zunehmend an das Problem und die dafür nötigen Fähigkeiten heranführen. Insbesondere für die Aufrechterhaltung und Chronifizierung haben Lernprozesse oft entscheidenden Einfluss. Dabei bietet sich eine gut aufgebaute, systematische Desensibilisierung an.

Die Therapieform besteht dabei in einer gestuften Konfrontation mit im Einzelnen auslösenden Reizen, um auf diesem Weg eine schrittweise Gewöhnung erreichen zu können. In der Regel muss man mit den geringeren Belastungen in der Hierarchie beginnen.

Ergänzt werden diese Methoden auch durch den so genannten »inneren Dialog«. Das heißt, es werden Gedanken von inneren Bildern für die Aufschaukelung heftiger Emotionen nutzbar gemacht. Dabei können die dem Patienten meist unbewussten Bewertungen (Kognitionen) durchgearbeitet werden.

Abgeschlossen werden soll der Lernprozess durch eine Übungsphase, die dem Patienten Möglichkeiten vermittelt, die Situationen mit Geräuschüberempfindlichkeit anders als mit Vermeidung zu bewältigen. Auch diese werden in der Regel im verhaltenstherapeutischen Dialog, in der Vorstellungswelt und auch im Rollenspiel eingeübt, um dann in der Anwendungsphase schrittweise das Erlernte zu erproben.

Bearbeitet werden muss möglicherweise der zunehmende Verlust an Verhaltensmöglichkeiten (Verhaltensdefizit).

Spezifische Ansätze für eine differenzielle Psychotherapie
Manchmal kann man folgende Ausgangssituationen grob unterscheiden:

1. Die Geräuschüberempfindlichkeit trifft auf einen bisher körperlich und seelisch gesunden Menschen. Wenn dieser dadurch »aus dem Lot« gebracht wird, führt dies oft zu weiterem Hinhören (Fixierung). Dies ist meist verbunden mit Unrast, Nervosität, Konzentrationsstörungen und führt – ohne Behandlung – manchmal bis zu einer depressiven Entwicklung.

   Stellt sich nun die Geräuschüberempfindlichkeit dar

   • als Folge einer organischen Erkrankung oder
   • als Abschnitt eines akuten Ereignisses, ohne die Persönlichkeitsstruktur des Menschen gänzlich herauszufordern oder zu destabilisieren,

   dann bietet sich die Verhaltenstherapie als symptomorientiertes Verfahren sicherlich eher dem Patienten an.

2. Die Geräuschüberempfindlichkeit stellt sich in einer krisenhaften Situation ein. Oft wird dann diese als die Ursache des Problems angenommen. Wenn es aber so ist, dass doch das Problem die Geräuschüberempfindlichkeit hervorgebracht haben könnte und nicht umgekehrt, ist oft ein längerer Prozess der psychosomatischen Begleitung und Unterstützung nötig.

Zeigt sich die Geräuschüberempfindlichkeit dabei **auch** als Ausdruck (neurotische Entwicklung) vom Patienten auch so empfundener, zwischenmenschlicher Probleme, Lebensaufgaben, Sinnkrisen oder letztendlich struktureller Probleme in Beziehungsangelegenheiten, so hat die Tiefenpsychologie sicherlich ein gutes Angebot zu machen.

Wichtige Elemente aller psychotherapeutischen Verfahren

Die praktische Erfahrung zeigt, dass es aber mehr auf die Beziehung zwischen dem Therapeuten und dem Betroffenen ankommt als auf das ausgewiesene Verfahren. Dabei sind zwei Dinge wichtig:

Sie müssen sich vom Therapeuten verstanden wissen und Sie müssen die Zuversicht gewinnen, dass der Therapeut ein kompetenter Partner bei der Lösung Ihres Problems sein kann. Bei der Geräuschüberempfindlichkeit kann der Psychologe dann kompetent sein, wenn er auch organisch – zumindest grob – Bescheid weiß. Letztlich geht es bei allen therapeutischen Begegnungen darum, dass die Leidenden auf ihrer Suche nach Lösungsmöglichkeiten gut begleitet werden. Die Lösungen ermöglichen und durchführen muss aber jeder selbst.

Sinnvoll ist es, vor einer Entscheidung z.B. anhand einer von der Krankenkasse erstellten Liste mehrere Psychologen aufzusuchen. Dann kann man auch sicher sein, dass die Behandlung zumindest mitfinanziert wird. Bis zu fünf Probesitzungen sind möglich, dann muss man sich aber entscheiden!

Hilfreich kann auch Rat aus dem Freundes- und Bekanntenkreis sein. So nebenbei stellt sich heraus, dass deutlich mehr Menschen psychotherapeutische Erfahrungen haben oder hatten, als man selbst geglaubt hat (s. a. Verbraucherzentrale NRW: Chance Psychotherapie. Angebote sinnvoll nutzen. Minitropstr. 27, 40215 Düsseldorf, 200 S., 9,20 €).

Psychopharmaka – Krücke und Problem

Die Möglichkeit, seelische Probleme auch mit Medikamenten, mit Psychopharmaka, beeinflussen zu können, ist oft segensreich und gleichzeitig verführerisch. Als Arzt kann man der nach eigenem Verständnis oft scheinbar unaushaltbaren Situation, so gar nichts – handfestes – tun zu können, entfliehen. Zugleich entspricht man dabei meistens den Erwartungen vieler Patienten, die davon ausgehen, dass der Arzt für alles eine Pille haben muss. Auch kann man so passiv bleiben, wenn Aktivität zur Änderung nicht aufgebracht wird oder werden kann. Der Preis dafür ist oft hoch. Es ist kaum abzuschätzen, wie viele Patienten, meist mit Valium-ähnlichen Mitteln, schlecht bedacht oder gar in eine Sucht geschickt werden. So sind Vorsicht und Zweifel vor allem bei Schlaf- und Beruhigungsmitteln angebracht und notwendig.

Teilweise erschwert diese zu Recht in Verruf gekommene Praxis ausgerechnet dann die Nutzung der Psychopharmaka, wenn sie nötig werden. Sie können als vielleicht nur vorübergehende Stütze oder – bei bestimmten und schweren Krankheitsbildern – als segensreiche, längerfristige Hilfe von außen nützlich sein. So haben antidepressive Medikamente durchaus ihre Berechtigung, wenn sich bei einer Geräuschüberempfindlichkeit eine ernsthafte Depression einstellt. Manchmal sind sie nötig, um überhaupt erst therapeutisch in Kontakt kommen zu können. Dann setzen auch wir so genannte »Antidepressiva« ein.

Dabei unterscheiden sich die dazu fachgerecht eingesetzten Medikamente deutlich von den Schlaf- oder Beruhigungsmitteln. Die Kompetenz in der Anwendung liegt dabei meist bei Fachärzten für Psychiatrie und Psychotherapie.

Wir raten dringend, Psychopharmaka nur mit Anleitung eines Facharztes einzunehmen. In der Regel sollte gleichzeitig eine Psychotherapie erfolgen, um auch selbst etwas zu ändern, soweit das geht.

Lassen Sie sich Psychopharmaka nicht mal so nebenbei verschreiben nach dem Motto »Schauen Sie mal, ob es Ihnen damit nicht besser geht«. Dies ist eine leider zu häufige Praxis.

Die stationäre Therapie

Eine Therapie mit den Möglichkeiten eines Krankenhausaufenthaltes kann auch bei einer Geräuschüberempfindlichkeit notwendig werden. Dies ist dann der Fall, wenn die ambulanten Therapiemöglichkeiten ausgeschöpft sind und sich das Krankheitsgeschehen zunehmend verschlechtert.

Der Vorteil einer stationären Behandlung ergibt sich aus der aufeinander abgestimmten Zusammenarbeit der verschiedenen Therapeuten. Hier kommen Ärzte, Psychologen, Hör- und Bewegungstherapeuten zusammen und arbeiten gemeinsam an dem Problem, statt nebeneinander her. Eine gute Krankenhausbehandlung sollte im Wesentlichen vier Dinge zusammenführen:

1. Eine medizinisch fundierte Diagnose und eine für den Patienten nachvollziehbare Aufklärung und Führung.
2. Eine Möglichkeit zur psychotherapeutischen Bearbeitung.
3. Ein abgestimmtes Hör- und Geräuschtraining zur Gewöhnung (Habituation).
4. Eine Körperarbeit, die Sinneseindrücke und Wahrnehmungen mit Körperempfinden verändernd zusammenführt.

Dann brauchen ganz bewusst nicht mehr die schnellen, aber leider meist nur kurzlebigen Erfolge oder Erfolgsversprechen im Vordergrund zu stehen. Wenn ein mit Ihnen und für Sie stimmiges Wirkmuster erarbeitet werden kann, dann darf es um kleine, aber langfristig angelegte Schritte gehen.

Diese haben meist den großen Vorteil, dass sich die Erfolge dabei sichern lassen und eine grundsätzliche Stabilisierung erreicht werden kann. Manches geht um so schneller, je mehr Zeit Sie sich dabei lassen dürfen. Ein wichtiges Buch zu diesem Thema hat für große und kleine Leser Michael Ende mit »Momo« geschrieben.

Chancen eröffnen und offen halten

Empfindlichkeit kann auch empfänglich machen. Dies am Ende einer Therapie mitzubedenken, ist dann möglich, wenn die Ursache der Geräuschüberempfindlichkeit in einer therapierbaren Krankheit ohne anhaltende organische Schäden gefunden werden kann. Dann finden sich, wie insbesondere in den Beispielen angeführt, manchmal neue Antworten auf alte Fragen. Diese Fragen aufzugreifen kann entscheidend für die Therapie, aber auch für die Eröffnung neuer Lebenschancen sein. Dies wird möglich, wenn aus einem ganzheitlichen Ansatz heraus nach dem Sinn und der Bedeutung der Krankheit für den jeweils einzelnen und einzigartigen Menschen gefragt wird.

Dann kann die Krankheit auch Anstoß sein, Verantwortung für die eigene Gesundheit zu übernehmen. Vielleicht können Sie dabei auch neue Schritte versuchen. Aber darüber ist leichter geschrieben als gehandelt, und – nicht immer kann man diese Zeiten alleine durchstehen.

Ihnen wünschen wir nicht nur bei der Behandlung Ihrer Erkrankung eine Medizin, die den Menschen als Ganzes betrachten kann und ihn auf der Suche nach neuen Möglichkeiten therapeutisch professionell und menschlich unterstützend begleitet. Wir hoffen, dass das Büchlein ein wenig dazu beitragen konnte, ein paar Fäden deutlicher zu machen und die Sicht auf ein paar Türen zu erweitern.

Lösung zur Aufgabe von Seite 95:

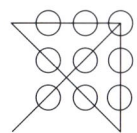

Anhang

Literatur

Biesinger, E. (2001): Die Behandlung von Ohrgeräuschen. TRIAS, Stuttgart

Diener, H.C.: Migräne – Ein Buch mit sieben Siegeln? 100 Fragen und Antworten. 2. überarb. Aufl., Thieme 2001

Feldenkrais, M. (1978): Bewusstsein durch Bewegung. Der aufrechte Gang. Suhrkamp, Frankfurt am Main

Frankl, V. (1996): Der Mensch vor der Frage nach dem Sinn. Eine Auswahl aus dem Gesamtwerk, 8. Aufl., Piper, München

Friebel, U.: Gelassenheit und Ruhe. TRIAS, Stuttgart

Goebel, G. (Hg.) (2000): Ohrgeräusche. Psychosomatische Aspekte des komplexen chronischen Tinnitus. 2. Aufl., Urban & Vogel, München

Hesse, G. (1988): Praktische Übungen bei Hyperakusis. In: Tinnitus Klinik Arolsen (Hg.) (1998), Hyperakusis und Tinnitus. Arolser Schriften III. Profil, München

Hesse, G. (Hg.) (1999): Retraining und Tinnitustherapie. Zur ambulanten Behandlung des chronisch komplexen Tinnitus und der Hyperakusis. Thieme, Stuttgart

Jung, C.G. (1957): Lärm als Kompensation der Angst. In: Alt, Franz: das C.G. Jung Lesebuch. Walter, 1994, Düsseldorf, Zürich

Kleespies, W. (1998): Vom Sinn der Depressionen. Reinhardt, München

Lukas, E. (1997): Sehnsucht nach Sinn. Profil, München

Mecklenfeld, D. (1999): Die Welt in den Ohren. Verlag Modernes Lernen, Dortmund

Migräne: www.neurologie.uni-goettingen.de/info/infos.htm

Nelting, M. (Hg.) (2003): Hyperakusis. Thieme, Stuttgart

Nelting, M. (Hg.) (2003): Tinnitustherapie mit Leib und Seele, 2. überarb. Aufl., Profil, 199 Seiten, München, Wien

Ohm, D.: Progressive Muskelrelaxation. TRIAS, Stuttgart

Rosa, K.R. (1986): Das ist autogenes Training. Fischer, Frankfurt am Main

Schaaf, H. (2000): M. Menière. Ein psychosomatisch orientierter Leitfaden. 3. aktualisierte und neu bearbeitete Auflage, Springer, Heidelberg

Schaaf, H., Hesse, G. (2001): Gesundheitsratgeber: Tinnitus aurium. Alarm aus dem Innenohr. Ursachen, Diagnosen, Therapien, Midena, München

Schaaf, H.: Gleichgewicht und Schwindel der Seele. Eine Annäherung an ein unendliches Thema. Mit einem Titelbild von Jana Holtmann. Profil, 2003

Schaaf, H.; Holtmann, H. (2001): Psychotherapie bei Tinnitus. Schattauer, Stuttgart

Verbraucherzentrale NRW: Chance Psychotherapie. Angebote sinnvoll nutzen. Minitropstr. 27, 40215 Düsseldorf

Wöhrmann, C., Pöllmann, U., Schneider, S., Kleine, S., Hesse, G. (2002): Spezielle Hörtherapie. Strategien zur Verbesserung der auditiven Wahrnehmung. In Nelting, N. (Hg.) (2002): Tinnitustherapie mit Leib und Seele. 2. Aufl. S. 63–68. Profil, München

Watzlawick, P. (1995): Anleitung zum Unglücklichsein. Piper, München

Watzlawick, P., Weakland J.H., Fisch R. (1992): Lösungen. Zur Theorie und Praxis menschlichen Wandels. Huber, Bern

Zenner, H.P. (1994): Hören. Physiologie, Biochemie, Zell- und Neurobiologie. Thieme, Stuttgart

Adressen

Selbsthilfeorganisationen

Deutsche Tinnitus-Liga e. V.
Postfach 210351
42353 Wuppertal
Tel.: 02 02/24 65 20
Fax: 02 02/24 65 20
E-Mail: dtl@tinnitus-liga.de,
http://www.tinnitus-liga.de

Österreichischer Schwerhörigenbund (ÖSB); Referat Tinnitus
Radegunder Straße 10
A-8045 Graz
Telefon und Schreibtelefon:
316/67-13-27

Schweizerische Tinnitus-Liga (STL); Sekretariat
Meiengartenstraße 2
CH-8645 JonA
Tel.: 00 41/55/210-42 79

K.I.M.M. e. V.
Inge v. d. Bussche
Trümpelbacher Str. 63
71384 Weinstadt
Tel.: 0 71 51/6 41 13
Fax: 0 71 51/6 90 59 99
E-Mail:
Kimm.IngevdBussche@t-online.de
Internet: www.kimm-ev.de

Deutscher Schwerhörigenbund e. V. (DSB)
Breite Straße 3
13187 Berlin
Tel.: 0 30/47 54 11 14
Fax: 0 30/47 54 11 16
E-Mail: DSB@Schwerhörigkeit.de
Internet: www.schwerhoerigen-Netz.de/DSB

Deutscher Gehörlosenbund e. V., Interessengemeinschaft der Deutschen Gehörlosen-Verbände
Bundesgeschäftsstelle
Hasseer Straße 47
24113 Kiel
Tel.: 04 31/6 43 44 68
Bildtelefon: 04 31/6 43 46 56
Schreibtelefon: 04 31/6 43 44 76
Fax: 04 31/6 43 34 93
E-Mail: info@gehoerlosen-bund.de
Internet: http://www.gehoerlosen-bund.de

Vereinigung Akustikus-Neurinom
Brunnenweg 3 b
D-24211 Preetz
Tel.: 0 43 42/55 52

Feldenkrais-Gilde
Asangstr. 144
Schleißheimer Str. 74
80797 München
Tel.: 0 89/52 31 01 71

Tai Chi: Netzwerk Tai Chi und Quigong e. V.
Weidestieg 18
20259 Hamburg

MigräneLiga e. V.
Westerwaldstr. 1
65462 Ginsheim
Tel.: 0 61 44/22 11
Fax: 0 61 44/3 19 08
E-Mail: info@migraeneliga-deutschland.de
http://www.migraeneliga-deutschland.de
Epilepsie
http://www.epilepsie.sh/
http://www.epilepsie-selbsthilfe.de/index.html

Sachverzeichnis

Akupunktur 94
Alkohol 51
Angst 15 f, 95
Angsterkrankung 52
Außenohr 33
Autogenes Training 84

BERA (Brain evoket Response Audiometrie) 68 f
Bewegungsverfahren 86 f
Bildgebende Verfahren 69 f

Cortisches Organ 27 f

Depression 52
Drogen 51

Emissionen, otoakustische 67 f
Endolymphgeschehen 40 f
Entspannungsverfahren 84
Epilepsie 50 f

Feldenkrais-Methode 86

Gehörschlauch, Flüssigkeitsstau 40 f
Geräuschüberempfindlichkeit
– Definition 11
– Merkmale 12
– therapeutische Ansätze 74 ff
– Ursachen 15 ff, 21
Geräuschüberempfindlichkeits-Fragebogen 58 f
Gesichtsnerv, Lähmung 35 ff

Haarzellen 30
Hals-Nasen-Ohrenärztliche Untersuchung 61 f
Hausarzt 60 f
Homöopathie 92 ff
Hörbahn, zentrale 29

Hören, normales 25 ff
Hörfilter 31, 78
Hörgeräte 44 f
Hörsituation, veränderte 13
Hörsturz 39 f
Hörtest 61
– Wortverständnis 66
Hörtherapie, angeleitete 77 ff
Hörverarbeitung 48 f
Hörwahrnehmung, Verbesserung 77 ff
Hörwirklichkeit, individuelle 30 f

Innenohr 26

Klangtherapie 76 f
Knochenleitung 63 f
Krankheitsbilder, organische 15

Labyrinth 41
Lärmschäden 38 f
Lärmspirale 24
Lärmtrauma, akutes 38
Lautheitsempfindung, Übung 80 f
Lautstärke, Messung 23
Limbisches System 14
Luftleitung 61 f

Magie 91
Manualtherapeut 70
Medikamenten-Nebenwirkungen 42
Migräne 49 f
Mittelohr 33 f
Morbus Menière 41 f
Multiple Sklerose 48 f
Musiktherapie 76 f
Muskelrelaxation, progressive nach Jacobson 85

Neurologische Untersuchung 70

Otosklerose 34 f

Phonophobie 19 f
Psychopharmaka 51, 99 f
Psychose 53
Psychotherapeut 71 f
Psychotherapie 94 ff
- differenzielle 98
– Elemente 99
– stationäre 100 f

Rauschgeneratoren 81 ff
Regulation 91
Reizüberflutung, akustische 11
Richtungshören, Training 79

Schall 25
Schnecke 26 ff
Schwerhörigkeit 44 f
– fehlender Lautheitsausgleich 20
Selbsthilfeorganisationen 103
Sprachaudiogramm 64 ff
Sprachprüfung 44
Stapediusreflex 33 f
Stress 18 f

Tai Chi 87 ff
Tiefenpsychologie 96 f
Tinnitus 40, 45 ff
Tinnitus-Masker 82 f

Überforderung 53 ff
Umweltgeräusche nutzen 74 ff
Unbehaglichkeitsschwelle 67

Verhaltenstherapie 97 f
Vestibularisprüfung 69

Wasser-Übung 81